版权声明

塔维斯托克临床系列

Assessment in Child Psychotherapy

儿童心理治疗中的评估

塔维斯托克工作模式

[英] 玛格丽特·拉斯廷（Margaret Rustin）
[意] 伊曼纽拉·夸利亚塔（Emanuela Quagliata）/ 主编

古淑青　封　钢　曹晓鸥　于洁茹　王佳佳 / 译

翁欣凯 / 审校

中国轻工业出版社

图书在版编目（CIP）数据

儿童心理治疗中的评估：塔维斯托克工作模式 / （英）玛格丽特·拉斯廷（Margaret Rustin），（意）伊曼纽拉·夸利亚塔（Emanuela Quagliata）主编；古淑青等译. —北京：中国轻工业出版社，2024.3

ISBN 978-7-5184-4342-0

Ⅰ. ①儿… Ⅱ. ①玛… ②伊… ③古… Ⅲ. ①儿童－精神疗法 Ⅳ. ①R749.940.5

中国国家版本馆CIP数据核字（2024）第000201号

责任编辑：林思语　　责任终审：张乃柬
文字编辑：李若寒　　责任校对：刘志颖
策划编辑：阎　兰　　责任监印：吴维斌

出版发行：中国轻工业出版社（北京鲁谷东街5号，邮编：100040）
印　　刷：三河市鑫金马印装有限公司
经　　销：各地新华书店
版　　次：2024年3月第1版第1次印刷
开　　本：710×1000　1/16　印张：16.75
字　　数：180千字
书　　号：ISBN 978-7-5184-4342-0　定价：78.00元
读者热线：010-65181109
发行电话：010-85119832　010-85119912
网　　址：http://www.chlip.com.cn　http://www.wqedu.com
电子信箱：1012305542@qq.com

220050Y2X101ZYW

推荐序

为了撰写本书的推荐序，我再次拜读了玛格丽特·拉斯廷（Margaret Rustin）和伊曼纽拉·夸利亚塔（Emanuela Quagliata）共同编辑的《儿童心理治疗中的评估》。阅读过程中，在塔维斯托克诊所[①]（Tavistock Clinic）进行博士后临床训练的经验以及与同事在等候个案到来的公共休息室（更确切地说是“情绪涵容咖啡厅”）中真诚而直爽的沟通氛围一一重现眼帘，我犹如再次走访塔维斯托克殿堂，对于本书字里行间所飘散出的情怀备感亲切。这是一本关于评估的书，但是走进书中的医患关系，读者会意外地感受到一种深深被涵容的感觉，这也是我在塔维斯托克受训期间非常熟悉的感觉。

本书源自英国伦敦塔维斯托克诊所的心理治疗评估模式，结合临床案例精致而细腻地描绘了如何针对有不同困扰（包括发展、认知、情绪和行为）的儿童、青少年和家庭进行精神分析取向的心理治疗评估，以及如何判断被转介来的对象是否可以通过所提供的介入方式获益。本书同时介绍了塔维斯托克以心理评估模式为基础的短期介入（咨询）服务，包括婴幼儿心智健康咨询（服务于 5 岁以下，通常以五次为原则）、青少年短期咨询（通常以四次为原则）以及家庭“评估”（作者认为此处使用“探索”更为恰当）。

本书结合外在环境和内在动力的评估方式，详述临床工作者如何在最短的时间内探索并澄清儿童与青少年的心智状态（内在世界）、家庭

① 又称塔维斯托克中心（Tavistock Center）。——译者注

结构和动力、家庭中各个成员之间的内在运作机制、在彼此心智中的位置，以及通过诊疗室中的投射性认同（projective identification）所呈现出的儿童或青少年的内在状况或者家庭运作模式。这些素材的汇整与思考，让临床工作者可以针对被转介的儿童、青少年或家庭做出更恰当的治疗建议与安排。

温尼科特认为精神分析取向心理治疗评估也是一种短期介入（Winnicott，1971）。在评估中被转介的儿童、青少年、父母或家庭有机会通过评估者的澄清或回应，开始思考并理解自己的内在和外在状态、家庭的动力模式，以及这些动力与儿童困扰之间的关联。结构比较有弹性的家庭在短短几次评估咨询之后，甚至能够呈现出父母之间、亲子之间以及三代之间关系的转变，被转介的儿童也可能因为父母关系的转变不药而愈（参见第六章）。

本书几乎涵盖了所有常见儿童问题的评估，包括针对广泛性发育障碍，边缘型人格、进食障碍、丧失与创伤、性侵害、婴幼儿心智健康问题，以及针对青少年和自我伤害高危群体等的评估。前两章描述了如何针对具有广泛性发育障碍（包括孤独症、亚斯伯格综合征）以及慢性障碍（包括边缘型人格）等的儿童进行评估。第三章到第五章描述了如何针对特殊障碍主题（包括进食障碍、创伤和性虐待）进行评估。第六章介绍了塔维斯托克婴幼儿心智健康咨询模式。第七章阐述了如何进行家庭探索。第八章和第九章以青少年为主，介绍了四次咨询模式以及针对自我伤害高危群体的评估。

玛利亚·罗德（Maria Rhode）（第一章）在针对沟通困难的儿童进行的评估中，提出孤独症、选择性缄默、学习障碍等致病因素，并强调针对这些儿童进行评估时，要特别检视儿童的情感联结和语言表达及其父母支持治疗的能力，以此辨别儿童是否能从治疗中获益。由于有广泛性发育障碍的儿童缺乏反应以及有难以理解的行为，这常令父母感到挫败与受创，甚至觉得失去了作为父母的价值感。对于这类家庭，通常需要跨代际评估，了解跨代际的问题，并促进亲子之间的有益互动。文中提到里德（Reid）建议，治疗能否获得成效，有赖于治疗师能否从以下三个方面中至少取得两个方面的正向评估结果：儿童对个体评估的反应、父母的参与以及与学校的合作。

安娜·阿尔瓦雷茨（Anne Alvarez）（第二章）指出，由于边缘型人格、精神病性或精神病样儿童的沟通性质及其病理较难被理解，且评估历程经常摆荡在进步和恶化之间，致使改善的程度难以预测，而儿童及其治疗师可能永远不会知道前面的路有多么迂回。她说，对于有这些精神困扰的儿童，“期望他们获得洞察和理解，几乎是一种奢望（p.69）”。阿尔瓦雷茨建议针对这类个案可以专注于评估儿童的自我发展（ego development）状态、自体感（sense of self）、超我的本质以及内在客体（internal object）的缺陷。以上三项功能可以揭示孩子在神经症—精神病连续谱上的位置，例如焦虑、被害、偏执、绝望、冲动、精神病、思考障碍，以及成瘾的程度及其慢性或急性状态，以此判断儿童需要走多远才可能达到正常发展。最后阿尔瓦雷茨在本章中区辨了儿童边缘型障碍和成人边缘型障碍。作者认为，儿童在自我、超我和内在客体上的缺陷所导致的症状，不同于成人较高层次的防御所导致的症状。了解内在客体在涵容、投射－认同上的缺陷，对于治疗技术的调整非常重要。

珍妮·麦格纳（Jeanne Magagna）（第三章）强调进食障碍中的“拒绝吃”可能意味着关闭了自己与他人情感交流的心智。儿童在面对与母亲的冲突或从与母亲的情感联结中退缩时，可能用“不想吃”来象征心智的关闭（拒绝从母亲那里吸入其情绪和想法等）。厌食症患者对自己的身体有一个扭曲的意象（Farrell，1995）；他们从节食中获得对身体形状的控制，让儿童得以转被动为主动，而不再感到自己是身体感觉和情绪的“无助受害者”。作者鲜活地描绘道：“饥饿可以引发……不做自身欲望的奴隶的感觉。这种强劲有力且活跃主动的破坏性自体，通过使用‘心理节食’来限制对威胁感和身体感觉的觉察，从而拥有了一种尽在掌控的感觉。（p.74）”

进行评估时要注意，这类儿童可能会以“否认”来干扰排山倒海式的情感生活联结，因而可能会对评估历程感到畏惧，例如会以沉默的“面具”或表面回应，来隐藏更深层的潜在精神病症。厌食症儿童与治疗师交谈时可能会启动“内在看守者”，以假性面貌来换取避免冲突和痛苦的情绪体验。这种“看守者”涉及一种无所不能的自给自足，保护儿童避免在与他人的亲密关系中出现过度强烈的感觉和婴儿式的焦虑（Rosenfeld，1987），因此必须考量评估时的设置和情绪强度以及儿童的身体健康状况，以确定孩子可以忍受的接触强度并适当地修改介入方法。

玛格丽特·拉斯廷（Margaret Rustin）（第四章）在针对创伤儿童（创伤、丧失、性虐待）及其家庭（包括领养和机构）的评估中指出，评估历程须包括儿童的内在资源（包括内在世界的本质、建立关系的能力、学习能力）和外在资源（包括家庭、学校、儿童福利负责人的感受、愿望、焦虑和脆弱性），以及持续照顾和可能进行的治疗的现实选择。

通过评估过程可以了解：谁在寻求帮助？谁感到情绪痛苦？儿童对于情绪痛苦的反应如何？儿童的潜在冲突和焦虑可被接触的程度如何？其防御有多严谨？哪些问题可以得到解决？以及儿童是否可以从所提供的介入中获得帮助？拉斯廷特别强调遭受丧失创伤的儿童的反思能力易受到损害，评估期间的等待可能会让他们感到被遗弃，评估结束时也可能会让他们感到残酷地被中断或被拒绝，因此要清楚地告知他们评估步骤。这也意味着，如果评估由无法提供治疗的专业人士进行，需要在一开始就向儿童澄清这一点，否则评估历程可能会被视为诱惑和背叛。

朱迪斯·特罗韦尔（Judith Trowell）（第五章）指出遭遇性虐待的儿童通常会感到困惑、害怕和羞愧。如果虐待持续很长一段时间，孩子可能会变得平淡、孤僻、冷漠或愤怒、挑衅和难以应付，有些可能会通过自残来表达他们的痛苦，可能会厌食，或者沦为流浪者。在评估过程中，要试图理解儿童的情绪冲击，例如儿童如何思考所发生的事？评估时要注意，在性虐待中，几乎总是有身体虐待的成分和严重的情绪虐待。特罗韦尔（Trowell，1997）以"囊封的精神病（encapsulated psychosis）"来描述儿童怪异和扭曲的体验，这意味着失去与现实连结、无法验证的经验。性虐待发生时，儿童通常会承受巨大的压力，逼迫自己相信正在发生的事情是"正常的"。这个谎言会使儿童变得无法思考。作者提出三种遭受性虐待的儿童的反应模式：①"冰箱"儿童关闭并分裂自己的感觉——可能出现自伤或自暴自弃的行为；②以愚蠢作为保护，关闭自己的思考能力，不让自己理解事物的真相——可能以学习障碍作为防御；③彻底地关闭并分裂与现实连结的能力——可能出现幻觉或发展出精神病。特罗韦尔建议，评估者除了应具备广泛的理论基础以及儿童内在心智发展的知识外，还应关注儿童的家庭结构和社会文化背景。专业人士必须能够在三个不同但相互重叠的领域之间移动——法律工作、儿童福利工作和治疗工作。

莉萨·米勒（Lisa Miller）（第六章）阐述了针对5岁以下的婴幼儿所进行的评估。婴幼儿心智健康服务是一种动力导向的家庭咨询。这种咨询模式以婴儿观察法（Bick，1968）为基础，提供给家庭成员一个说故事的空间。在五次家庭咨询当中，心理治疗师运用婴儿观察的方法，以专注、聆听、不做判断以及不过度介入等开放的态度，仔细地观察诊疗室内所呈现的错综复杂的家庭关系、儿童与父母内心世界彼此挂钩的情绪投射，以及婴儿的问题所揭示的代际之间的内在客体与潜意识幻想。治疗师在诊疗室以友好、感兴趣、接纳以及不评判的立场，关注发生在诊疗室中的投射和移情，体验婴幼儿与家庭成员之间最原始的情绪挂钩，接收并涵容家庭成员彼此之间的投射，将家庭成员之间未被消化的情绪转化成可被思考的语言，以此催化家庭成员重新思考过去未解决的丧失与创伤，家庭成员彼此之间的情绪互动模式，以及这个关系模式与目前儿童的困扰之间的关联。简短的五次家庭咨询模式并不宣称这五次可以解决所有问题，但是可以完成温尼科特所说的“治疗性咨询（therapeutic consultation）”。

贝塔·科普利（Beta Copley）（第七章）开宗明义地指出，在与家庭工作时最好使用“探索（exploration）”而非“评估（assessment）”，以此强调问题的症结需要由治疗师和家庭成员双方共同参与和探索，以及避免家庭成员产生被评价的感觉，并提高对探索结果的接受度。作者建议，以非指导式的探索了解家庭的外在背景，并专注于诊疗室中此时此刻的家庭系统。探索历程可以尝试将在诊疗室内发生的事情、家庭当前的问题与相关的过去事件进行连结。关注问题的全貌，才可能获得对于家庭成员之间投射性认同所造成的纠缠以及每个成员之间的差异、冲突和需求的全面理解。

作者以三个家庭的案例，描绘了如何探索家庭结构是否过度纠缠、黏腻、过度保护或缺乏弹性，或是不面对冲突；以及如何以比昂（Bion，1961）的基本假设团体（basic assumption group）模型来评估家庭是否过度使用依赖（dependency）、战或逃（fight or flight）或配对（pairing）的方式来逃避痛苦。家庭探索与个体评估类似，需关注设置与边界问题，避免发展出可能阻碍结案的不适当移情关系。

玛戈·沃德尔（Margot Waddell）（第八章）指出，青少年不仅指年龄范围，更确切地说是在心理发展上的一个特殊群体。评估青少年是否适合接受心理治疗，涉及了解一个陷入困境或困惑的青少年是否能在治疗师的陪伴下尝试开始思考。根据比昂的观点，开始思考本身可能是一个可怕的历程，因为它涉及一种学习，有如怀孕，是一种新观念、新想法的诞生与成长。青春期激起的情绪骚动常常令青少年措手不及，他们会想办法尽可能地逃避内在的冲突和焦虑，包括让自己淹没在吸毒、酗酒或药物滥用中；或是以理性作为防御，以逃避面对和思考情绪的动荡以及相互冲突的感觉。外加的压力，例如虐待、疾病、丧亲、家庭结构变化等，甚至可能促发进食问题、惊恐发作、自残等危机，或者促发工作与亲密关系等问题。青少年常常在所采用的防御系统失败时来寻求帮助。

本章介绍了塔维斯托克提供给青少年这个特殊群体的四次咨询模式。比昂认为，思考使痛苦变得更容易被承受；四次咨询作为一个安全的设置，提供了一个空间让青少年得以参与一个思考历程。治疗师在四次咨询中探索青少年寻求帮助之动机的程度；探索他们能够对开始关注自己隐秘部分时所受到的冲击持续地进行思考，并承受可能的发现以及改变的能力；治疗师通过“思考历程”检视青少年伴随寻求帮助而出现的焦虑和矛盾的程度，并确定对改变的恐惧是否大于困境的纾缓和情感的自在所带来的积极体验。四次评估历程可以为那些非常焦虑、恐惧并有紧迫需求而难以等待的青少年提供一种紧急的“抱持（holding）”体验。

罗宾·安德森（Robin Anderson）（第九章）开宗明义地指出，青少年被要求承受的感觉和投射性认同之强度，与婴儿非常相似。青少年被推入快速变化的状态，不仅仅是荷尔蒙所引起的生理变化，还包括他们对自己的感知所导致的心理平衡的扰动；这些变化所伴随的强烈感受与婴儿期的感觉强烈地相互辉映；而这些生理、心理和社会变化让青少年比年幼儿童面临更多自伤的风险。性成熟让青少年在一个崭新的脉络下对他们自己和他们的身体有了两极的幻想。一方面，性成熟对于青少年而言可能是一种解脱（例如乳房发育和月经证实她终究能够成为一位母亲，这有助于克服被伤害和不孕的忧郁幻想）。另一方面，生理能力让青少年担心那些早期用来防御无助的婴儿期全能幻想（谋杀、摧毁幻想）可能真的会实现，因而引发极度焦虑。

青春期从依赖父母转向与他人的相互依赖（性伴侣）。这些快速发展所造成的波动，可能会刺激强大的淹没式依赖与独立之间的矛盾情绪。如果青少年无法忍受（体验、思考并消化）这些强烈的矛盾情绪带来的焦虑，则可能会激起他们激烈的防御甚至行动化（acting out），包括自伤。评估历程让青少年有机会思考自己的情感经历，联结过去和现在，并思考行动化与自己无法忍受的部分和摧毁性的内在客体之间的关联。

作者强调评估时要同时关注内在心智状态和外在环境，包括：青少年是否有照顾和帮助自己的能力？是否有一个好的内在客体并能够向它寻求协助？内在涵容的质与量如何？是否认为自己是问题之源？是否有能力审视自己的困境？语气中是否有绝望和焦虑？治疗师可以利用反移情，评估青少年的内在客体以及想要获得帮助的状态，例如“涵容－被涵容（containing-contained）”的客体关系是否受损？最后，作者指出治疗师需要对青少年是否存在显著的自杀风险有足够的掌握度，否则评估不应被视为完整的。一个好的评估可以降低风险。

笔者在塔维斯托克受训前，从未如此深刻地感觉到在进行心理治疗前先进行评估的重要性。儿童与青少年的成长与问题，涉及多方面的支持系统，包括家庭、学校、社会政策，以及儿童的内在世界、其内外在客体之交互影响等错综复杂的层面，因此要确定儿童与青少年是否能够从精神分析导向的心理治疗中获益，在进入治疗之前进行全面的评估甚为重要。近几年来，华人社会对于儿童接受心理治疗渐渐觉醒，在儿童心理治疗中的评估和家庭咨询正在起步之际，本书中文版的问世是儿童临床工作者的福音。

林玉华
英国塔维斯托克中心认证儿童和青少年心理治疗师

参考文献

Bick, E. (1968). The Experience of the Skin in Early Object Relation. *Int. J. Psycho-Anal*, 49,

484-486.

Bion, W. R. (1961). *Experiences in Groups*. London: Routledge.

Bion, W.R. (1967). A Theory of Thinking. In W.R. Bion, *"Second Thought"*. London: Routledge.

Farrell, E. (1995). *Lost for words: The psychoanalysis of anorexia and bulimia*. London: Process Press.

Rosenfeld, H. (1987). *Impasse and Interpretation: Therapeutic and anti-therapeutic factors in the psychoanalytic treatment of psychotic, borderline, and neurotic patients*. London: New Library of Psychoanalysis

Trowell, J. (1997). "Child Sexual Abuse". In N. Wall (Ed.), *Rooted Sorrows*. Bristol: Family Law.

Winnicott, D.W. (1971). *Therapeutic Consultations in Child Psychiatry*. London: Hogarth and Institute of Psycho-Analysis.

审校者序

能够参与本书的翻译审校工作，对我来说是莫大的荣幸。一方面是因为我曾经接受本书几个章节作者的指导，所以很期待把这些治疗师的思考与经验分享给读者。另一方面，读这本书时，总让我回想起在英国塔维斯托克中心（以下简称塔维）受训的日子。特别是在受训初期，当觉得患者可能有某种类型的困扰，我就赶快翻找这本书对应的章节来增加自己在临床工作中的准备度。对于本书的许多章节，我在受训的过程中读过不止一次，这就像是一本握在手里，陪伴着我在塔维临床训练中探索多种心理困扰领域的地图集，指引我前进的方向，也向我预告旅程中可能会看见的风景。

塔维儿童和青少年专科治疗师训练有着漫长的旅程，首先是为期二至三年的硕士级临床前训练，主要的内容为婴儿观察、幼儿观察、精神分析理论、人格发展理论、儿童发展研究和工作讨论。随后是为期四到五年的博士级临床训练，包含接近全职工作的临床实务，以及精神分析理论、评估与专业报告写作、各类亚专科（specialist）的工作坊。临床前训练阶段的一些重要书籍的中文版已经出版，人格发展理论的主要教科书之一《内在生命——精神分析与人格发展》、儿童发展研究的主要教科书《养育与天性——儿童的依恋、情绪、大脑和社会性发展》分别于 2017 年、2023 年出版。与临床训练密切相关的两本重要书籍：《儿童心理治疗中的评估》即将出版，《与父母工作》（暂定中文书名）之后也将出版。这些有关儿童和青少年心理治疗的塔维相关丛书——从基础理论到临床实务的中文版书籍在中国轻工业出版社的支持下陆续出版，实在让人感到非常振奋，想必可以为与儿童和青少年及其父母工作的专业人士提供丰富的思路与指引。

多年前我在接受塔维的临床训练时，实习的单位是伦敦一个地区的儿童和青少年心理治疗中心（Child and Adolescent Mental Health Services，CAMHS），这是一个由各种专业人士组成的跨专业多元取向心理治疗团队。我刚加入团队不久，就被告知有几位儿童已经完成心理治疗的评估，等我在团队中安顿好就可以开始进行心理治疗。所谓的安顿，一方面是熟悉团队成员与团队的转介、初始访谈、评估、治疗、回顾、结案、案例研讨等流程，另一方面则是被团队中资深的治疗师或比较有经验的专科受训中的治疗师带着进行初始访谈或联合工作。这种被资深的同事带领进行协同工作，以及与同事进行会谈后讨论的经验，对我有着深远的影响，使我对于如何进行初始访谈、评估、治疗、家庭工作、亲子咨询等，都能够以实际的体验形成一种轮廓与框架，奠定了我临床工作的基础；更重要的是，我体验到他们如何与家庭相处，把自己放在什么位置，如何思考困难，如何探索、提问，如何回应提问，等等。

在临床训练中持续指导我的机构督导师凯蒂·迪恩利（Katy Dearnley）曾对我说过，她认为评估比治疗更困难。因为在评估中，需要能够在几次会谈中，初步判断孩子或家庭的困扰可能是什么类型，分辨家庭中谁是患者，什么类型的治疗可能适合他们，并对其困扰形成概念化。要能够了解患者心理困扰的类型，需要对儿童和青少年以及家庭常见的困扰或亚专科具有一定广度的知识；要能够形成概念化，则需对特定的心理困扰或亚专科具有一定深度的理解。《儿童心理治疗中的评估》一书，主要内容不是针对儿童心理治疗正式开始前所进行的评估性会谈的设置、框架与目标，这些主题可以参考格林（Green，2009）、欣谢尔伍德（Hinshelwood，1991）及维滕贝格（Wittenberg，1982）等人的文献。本书主要介绍多种亚专科的评估与不同类型的评估模式，以建立一定广度的知识与临床工作的方向；进而能够评估患者有什么类型的心理困扰、心智功能水平、心智状态或关系议题，并能够进行概念化；这些为治疗方案的选择提供思路，为后续的工作提供方向，也为亚专科进一步的学习奠定基础。

评估的困难之一，是需要在一定的时间内对患者或家庭形成理解，也要在后续的工作中保有修正或调整概念化的弹性。因此，如何在评估中分辨什么是“重要的信息”，并提出“有意义的问题”，指引家庭一起思考与探索，这些需要建立在扎实的临床经验和理论知识的基础之上。本书各章节的作者都是高度专业、各领域具有代表性的治疗师，本书可以说是集结各领域大师的经典著作。也许很多专业人士没有机会在资深前辈的陪同下展开治疗师的旅程，但通过学习这本书，希望读者可以体验到就像是在大师们的指引下，带着地图与丰富的思路走进患者的心智世界。

翁欣凯

英国塔维斯托克中心认证儿童和青少年心理治疗师

译者序

从萌生引进、翻译这本书的念头，到它的最终出版，前前后后用了三年多的时间，没想到即将付梓之时，我竟还是倍感欣喜！

命运多舛的“书生脚本”

不知为什么，这本书总给我一种命运多舛的感觉，或许这就是它的“书生脚本”。

最初，我听林玉华老师说起过这本书，她说因为版权的问题此书无法翻译出版。后来，好友李姝军送给我一份礼物，正是这本书珍贵的英文原版。再后来，我有机会和玛格丽特·拉斯廷老师说起这本书的版权问题，她说如果需要愿意帮忙协调。

直到 2020 年 8 月，在等待玛格丽特老师给我们几个后来的翻译团队成员做督导的过程中，当我和大家商议为跟老师学习做些什么准备时，这本书又出现在我的脑海里。为了督促我们自己快速认真地学习这本书，我提议我们一起组织和带领一个读书小组，一起阅读、交流、学习，并把这本书翻译出来分享给更多的人。

之后，我和中国轻工业出版社“万千心理”的阎兰老师咨询翻译此书的事情。她告诉我，以前就曾有人想翻译这本书，她们也向英国的出版社询问过此书的版权，但当时未能获得，此事也就搁置了。她很支持我们翻译出版这部著作，并表示乐意协助这本书的引进和出版事宜。

随后，我们几个有幸结识了认真、负责又非常热心的翁欣凯老师。

当翁老师从受他督导的咨询师何文化那里得知我们在带领大家学习这本书并且翻译了整本书时，他同样鼓励和支持我们的工作，并愿意帮忙联系版权。最终，翁老师和玛格丽特老师成功地与这本书的原著版权方取得了联系，又在阎老师的进一步协调和帮助下，通过中国轻工业出版社“万千心理”获得了本书的中文版权。历尽艰辛，本书的中文版终于将要和读者见面。

翻译也能促进成长

本书的翻译过程同样波折起伏，但对我们来说的确是宝贵的经历和体验。我没有机会聆听每一位译者的故事，在此主要从我个人的视角来呈现。

首先是翁老师审校后稿件上的“满篇红色”带来的冲击和挫败。尽管翁老师一开始就很体恤地和我们强调，让我们不要因为看到满篇红色的修改痕迹而感到挫败，很多地方他只是提出来让我们加以思考；但是那满篇的“红色”以及后来的“棕色”“蓝色”“紫色”还是极具冲击感—— 一种颜色代表着又被修改了一遍。

翻译团队的伙伴说，翻译工作真是挑战自恋啊！

在修改了许多遍之后，翁老师说这时才离我们应该达到的翻译标准近了一些——这句话的“杀伤力”简直达到了让人怀疑人生的程度。他建议我们查阅英英词典，还常常为了一个专有名词发给我们一篇文献来确定更为精准的译法。

在翁老师与每位译者商讨之后，剩下的是大家都拿不定意思的句子。于是翁老师又邀请了一位从事心理治疗工作的中英双语母语者和另一位助人专业的英语母语者作为顾问，再次确定翻译的准确性。最后，大家已经无法再使用修订模式对稿件进行清晰的标识，于是只好采用底色填充的标记方式让彼此知道修改之处。

有一天，一位伙伴给我留言：“师姐，你以前不是翻译过著作吗？怎么这次还想翻译书呢？！”我特别能理解当时她对我隐忍的埋怨以及她内心的强烈感受！想起在我之前的翻译过程中，曾经有一句话长达十二行半，我琢磨了整整一上午，不知道怎样才能既忠于原文的语气和结构又符合汉语表达的习惯，心里直骂：讨厌的英语！！！同时还连带着对作者的“恨意”。读懂英语的意思和能用汉语准确地表达出来，两者的程度差异就像男人通过模拟器体验到三级的生产疼痛，而真正生孩子的疼痛感是十二级一样。

我本人每次在翻译过程中都会下决心以后再也不做翻译工作了，这次也不例外。加之翁老师的要求又非常严格，我曾先后三次忘记了与他约定好的商讨翻译的时间——我的挫折感可见一斑！在整个过程中，就一些翻译分歧，我们都曾感觉很难说服对方；但在书稿完成后，我们都很开心和欣赏彼此的坚持！

今年国庆假期是我们最后两轮修改翻译的时间。假期中，大家各自把自己的部分又通篇修改了两遍。伙伴们惊呼：在修改了那么多遍之后，翁老师每页的修改意见注释竟然最多还能达到二十多条！

但是，即使这样，译稿中还是有很多错误！审稿编辑老师又为整本书的翻译提出了几十条疏漏和需要商榷的内容。近些天我在一个培训课程里恰好又读到一篇选自本书的文章，粗粗一读，也发现了两处疏漏。

在这里，我只是希望能够让大家了解这本书的诞生历程。艰辛，但是充满意义。这个过程就是我们在专业知识的领域中求索的过程。其实无论我们怎样仔细，本书的翻译难免还有诸多不尽如人意的地方，在此欢迎广大同行指正，以待日后有机会更正。我想，每一次的修正，都是一次思考和理解的加深，一次知识准确度的完善，而这正是我们专业成长的基础。

创建一个思考空间

关于这本书，已经有三位老师——林玉华老师、翁欣凯老师和玛格丽特老师从专业角度做了介绍和说明，我在此不再赘述。如果让我用一句话概括整本书的主旨，我会说：创建一个思考空间——正如本书第八章的副标题“寻找空间去思考”所表达的。

虽然本书各个章节涉及的是不同问题类型的儿童以及对其的评估和治疗计划，年龄上涵盖了婴幼儿期到青少年期，但本书所描述的整个临床工作的所有步骤和细节都生动地体现了“思考”的功能。

首先是治疗师对儿童和家庭的思考，然后是具有思考能力的治疗师协助儿童和整个家庭去思考那些他们曾经不能思考的事情。在与这些儿童和家庭一起工作的时候，尽管治疗师的思考能力可能会因为强大的投射性认同而被损害，使得探索或治疗工作变得非常困难，但重要的是，治疗师能够创建一个空间，使得思考成为可能！

然后，一个个成长和新生的动人故事，就此发生。

致谢

感谢翁欣凯老师的大力协助，使本书得以翻译和出版，更加感谢他同意做这本书的审校工作。正是因为他严谨、认真、负责的工作态度，在让我们学习到更多知识的同时，也使这本书最终获得审稿编辑李若寒老师的高度赞扬，她很感动于我们的认真、努力和付出，说她能从译稿中感受到我们的用心和对专业知识的尊重，得到这样的认可我们非常高兴！

感谢玛格丽特·拉斯廷和林玉华两位恩师，不仅愿意抽出宝贵的时间为本书写推荐序，还曾为我们拿不定主意的一些词句答疑解惑！

感谢在本书的整个出版过程中，中国轻工业出版社“万千心理”的三位编辑的辛勤付出和温暖抱持——阎兰老师协助签下版权，林思语老师负责整本书的翻译进度，以及李若寒老师高效、认真和严谨地审阅及编辑加工全稿，使得整个出版工作井井有条！

在翻译过程中，我们也得到了很多同行好友的帮助和支持，还有同行通过微信帮我解答某些翻译困惑。尤其是上海的同行朱佳咨询师，曾经专门仔细地帮我看了好几页译稿，并给我提出了很多宝贵意见，在这里一并衷心致谢！

当然，还要感谢我们的家人对我们的支持和理解！

最后，要特别感谢翻译团队的每位伙伴——（按姓氏音序排列）：曹晓鸥（第三章和第五章）、封钢（第一章和第二章）、古淑青（第四章、第七章、前言和致谢）、王佳佳（第六章和导言）和于洁茹（第八章和第九章）。每位译者都兢兢业业、不厌其烦、不辞辛苦地翻译及揣摩稿子。大家在共同学习、共同奋斗中摸爬滚打，建立了深深的"战友"情，一起努力将来自历史悠久且具有广泛影响力的英国塔维斯托克诊所的专家们丰富的临床经验与理论知识，尽可能精准地与我们的专业同行分享，希望大家都能从中受益！

古淑青

2023 年 12 月

中文版序

非常高兴《儿童心理治疗中的评估》中文版得以出版。本著作最初以意大利语出版，随后出版了英语版！作为塔维斯托克诊所在意大利多个城市开展儿童心理治疗的长期工作的一部分，大多数作者都为意大利的儿童心理治疗和精神分析教学做出了贡献。本著作的所有作者都是塔维斯托克中心的高级职员和亲密同事。令人振奋的是，本著作此时在中国开启新生，在这里，已有很多心理健康专业人士对理解儿童及青少年之情感生活的精神分析方法产生了兴趣，心理治疗也正在这里获得巨大的发展。

本书旨在帮助心理治疗师完成一项关键任务，即在决定提供持续治疗之前进行仔细评估。它还表明，良好的评估本身就是一种治疗性干预，而且在许多情况下，如果持续治疗不是切实可行的，或者持续治疗是不适合的，那么良好的评估本身就具备非常有用的治疗功能。本书的目的是展示适合于评估各种年龄群体的适用技术，从学龄前儿童到年龄较大的青少年，他们都呈现出各种各样的心理困难。本书中所描述的详细的临床资料，表明我们极其强调对密切观察的重视，也呈现了我们与患者的交谈方式，包括与儿童和家长。因此，本书可以作为思考“向谁提供什么”的指南。书中还解释了临床设置和多学科团队的功能和作用，这是有效应对儿童和青少年心理健康之复杂性的最佳背景环境。

令人印象深刻的是，二十多年前首次策划出版的这本书仍然与当前实践密切相关。例如，书中用了多个章节来论述饮食失调、自伤和自杀行为等严重问题，而不幸的是，这些问题作为早期创伤和家庭结构崩解的后果，以及孤独症的特殊影响，现在在青少年中依旧非常普遍。本书介绍了对幼儿及其父母一起进行的早期干预方法，展示了它们如何防止根深蒂固的破坏性家庭关系模式发生。

关注家庭、学校和更广泛的社会，是任何个体评估的必要组成部分，因为“没有人是一座孤岛”，治疗师需要对自己的年轻患者成长于其中的、不断变化的世界保持好奇。

本书中所描述的英国经验，以及通过精神分析理解而形成的理论，在历史和文化迥异的国家（其中包括法国、意大利、巴西、阿根廷、南非、俄罗斯、印度）已经被证明是非常有价值的，我希望它在中国也将同样被证明是有帮助的。

玛格丽特·拉斯廷（Margaret Rustin）

前 言

自 1920 年创立以来，塔维斯托克诊所发展了一系列广泛的促进心理健康的心理治疗方法，这些方法从一开始就深受精神分析的影响。在过去三十年里，它还发展了系统的家庭治疗，作为解决家庭问题的理论模型和临床方法。该诊所已经成为英国最大的心理健康培训机构，提供社会工作、心理学、精神病学、儿童、青少年和成人心理治疗，以及后来的护理和初级保健方面的研究生课程和资格培训课程。它每年开设超过 60 多门课程，培训约 1400 名学生。

该诊所的理念一直是影响着有关治疗方法的心理健康工作的理念之一，其目的是在英国和国际上传播临床专业知识、研究和培训。这套丛书[①]提供了塔维斯托克诊所最具影响力的临床和理论工作。它提出了理解和治疗儿童、青少年和成人的心理障碍的个体治疗和家庭治疗的新方法。

玛格丽特·拉斯廷（Margaret Rustin）和伊曼纽拉·夸利亚塔（Emanuela Quagliata）主编的《儿童心理治疗中的评估》是对所有心理健康专业人士的重大贡献，他们需要能够确定儿童、青少年或家庭问题的确切性质，并提供最适当的帮助。这样的一本书早就应该出版了。本书涵盖了一系列关于如何最好地帮助那些在情绪和行为上有困难的人的思考，而这些困难对于回答什么是最合适的治疗形式提出了挑战。

① 指“塔维斯托克临床系列（Tavistock Clinic Series）”丛书，本书的英文原版属于该丛书。——译者注

评估是一个需要特定技术的过程。它需要治疗师认识到患者公开讲述那些具有痛苦个人意义的经历可能意味着什么。它还需要治疗师有能力利用这种理解来学习如何应对一个被识别出来的需求。通过生动而详细的临床实例，本书展示了评估程序本身如何构成一项有用的工作，也展示了一种可以促成各种治疗可能性的探索。专家的知识变得可以获得，一个难以描述的过程跃然纸上。

尼古拉斯·坦普尔（Nicholas Temple）

玛戈·沃德尔（Margot Waddell）

丛书主编

致 谢

感谢我们最初的出版商，阿斯特拉比奥（Astrolabio）的弗朗西斯科·加纳（Francesco Gana），感谢他对原版为意大利文的英文版本始终如一的奉献。由于一些章节已在其他地方以英文出版，因此做出对英文版本进行必要修改的决定是很复杂的。本书随后得以重新编辑整理，很大程度上得益于原作者的支持以及其他作者愿意为修订本做出贡献。我们非常感谢系列丛书主编尼古拉斯·坦普尔和玛戈·沃德尔，以及达克沃斯（Duckworth）的马丁·里尼亚（Martin Rynja）的支持。

特别感谢苏·里德（Sue Reid）提供了适合封面的图画，感谢埃莉诺·摩根（Eleanor Morgan）、朱迪·海西克（Judy Heissig）、德比·希弗林（Debi Schifreen）以及米歇尔（Michèle）和马科斯·德·利马（Marcos de Lima）在准备手稿时提供的出色帮助。

最重要的是，我们要感谢我们的年轻患者及他们的家人所提供的灵感——努力尝试去理解他们，构成了本书所勾勒的构思之基础。我们特别感谢为了出版而征求其许可的家庭所给予的周到而慷慨的同意。当然，为了维护所有讨论案例的保密性，姓名和个人信息都被修改了。

玛格丽特·拉斯廷，伊曼纽拉·夸利亚塔

目 录

导 言 / 1

第一章 评估有沟通障碍的儿童 / 11

玛利亚·罗德（Maria Rhode）

第二章 边缘型儿童——辨别能力的紊乱与缺陷 / 45

安娜·阿尔瓦雷茨（Anne Alvarez）

第三章 严重的进食障碍——对生命的攻击 / 71

珍妮·麦格纳（Jeanne Magagna）

第四章 家庭破裂后会发生什么？——对经历过剥夺、创伤和多重丧失的儿童的评估 / 101

玛格丽特·拉斯廷（Margaret Rustin）

第五章 评估遭遇性侵害的儿童 / 129

朱迪斯·特罗韦尔（Judith Trowell）

第六章　婴幼儿心智健康工作模式及其与评估的关联　/　147

莉萨·米勒（Lisa Miller）

第七章　家庭探索　/　163

贝塔·科普利（Beta Copley）

第八章　评估青少年——寻找空间去思考　/　193

玛戈·沃德尔（Margot Waddell）

第九章　评估青少年的自伤风险——精神分析的视角　/　217

罗宾·安德森（Robin Anderson）

导言

本书内容建立在塔维斯托克诊所所实践的心理治疗评估模型的基础之上。在其他儿童与青少年心理健康服务中也有许多运行良好的专业实践，我们的模型中很多内容与它们有相似之处；但我们的方法也有一些独有的特征，其将本书的作者们联系在一起，在他们的思考模式中存在着某种“家族相似性（family resemblance）”，这与他们共享的基本精神分析参照框架有关。本导言部分着力于描述我们临床工作的设置，并勾勒出理论与实践的一些核心特征。

一个基本的出发点是要注意到这项工作是在英国国家医疗服务体系[①]（National Health Service，NHS）的设置中进行的。塔维斯托克诊所拥有专科/亚专科医生（specialist[②]）与专家资源，且由于诊所及其广泛的专业培训功能在当地与全国都颇负盛名，它所提供的心理治疗水平非比一般，所采用的临床工作方法在当地的服务机构网络中适应性强且容易获得。本书的内容涉及住院和门诊的工作，年龄范围覆盖年幼的学龄前儿童到较大的青少年，对短期与较为长期的干预方法都将进行介绍。

多学科的团队，是 NHS 为儿童、青少年及其家庭所提供的心理健

---

① 英国国家医疗服务体系是英国政府的一项国民福利政策，是英国福利制度支出中占比最大的。它覆盖全民，提供基本免费的医疗服务。国民不论社会地位如何，收入多少，都可以享受统一标准的医保。——译者注

② specialist 指的是在某个领域学有专精的专业人员。用在范围较大的专业领域时，本书中翻译为“专科”，比如儿童和青少年专科治疗师、成人专科治疗师；当用于特定心理疾病或特定群体时，则翻译为“亚专科”，比如孤独症谱系障碍、进食障碍、创伤、婴幼儿心智健康工作等。——译者注

康服务的完善基础，可以在不同的地方以不同的方式组合构成。例如，护士在住院部中发挥着更为重要的作用，而评估可能由各类的专业人员进行，包括精神科医生、临床心理学家、儿童心理治疗师、临床专科护士（clinical nurse specialists）、社会工作者、家庭治疗师等。在本书中，所有作者都接受过儿童和青少年心理治疗的专业培训。有些作者将之与精神科顾问医生的角色结合起来，一些作者也接受过成人心理治疗的培训。所有作者都负有培训儿童心理治疗师以及儿童和青少年精神科专科住院医生的主要责任。因此，他们的思想来源于丰富的督导经验以及与患者的直接工作。塔维斯托克的受训者来自英国各地，也有一部分来自其他国家，这使得本书的作者们能够与较广泛的临床议题与焦点保持鲜活的连结。

这些工作模型也适用于私人执业设置。（事实上，这本书的早期版本是在意大利出版的，那里的公共部门提供的心理治疗服务非常有限。）我们强调对儿童和青少年的评估要根植于其生活*背景环境*（context）——家庭、学校或大学、同龄人群体、较广泛的社区，并强调与其他相关机构进行有效合作的重要性，这意味着私人执业者需要建立专业网络（network）结构，以确保在有需要时多方面的方法能够开展。如果只有一名工作人员，要恰当地权衡内在和外在因素以及对儿童和父母给予恰当的重视，是非常困难的。

评估的目标，在本书中被概念化为三个方面。第一，正如许多章节所强调的那样，一项重要的专业任务是尝试精炼出有效的方法，以评估有限的心理治疗资源能给哪些特定的个案带来显著进步。第二，我们相信，对儿童的心智状态进行以心理治疗为指导的探索，在一个更广泛的评估中是非常有价值的。例如，转介可能有各种原因：包括社会服务部门要求提供关于安置的建议；或者家长或教师对教育议题的担心；或者有聚焦于评估自我伤害或其他暴力行为风险程度的需要。在个体探索性评估的过程中，对儿童内在状态的探究，提供了与在其他评估模式中所获得的不同的信息。儿童内在世界的实际情况，可以补充我们从更为外在的来源所了解到的信息；而两者结合在一起，可以使我们对可能需要的干预措施做出更可靠的预测。第三，我们认为，评估本身就是一个具有重要意义的历程——并非仅仅是评估某个事物——并且应该被视为具有治疗潜力的短程干预。温尼科特的经典著作《儿童精神病学中的治疗性咨询》(*Therapeutic Consultations in Child Psychiatry*，Winnicott，1971）也许是这个观点最为著名的例子。虽然我们不可能都具有温尼科特那样的直觉性天赋，并且可能也要质疑他太过依赖于自己对儿童的情感反应的这种手段；但有充分的证据表明，有时即使是相当简短的接触，当这个过程能够触及那一刻的核心问题时，也可以促进巨大的转变。有天赋的临床工作者一直在探索各种类型的短程工作的潜力（Harris，1966；Daws，1989；Hopkins，1992；Dartington，1998)。如果我们能够创造一种咨询的氛围，让遭受痛苦的孩子和家庭感觉到他们正在接受治疗师的咨询，也感觉到他们能够针对哪里出了问题向治疗师咨询，那么他们潜在地调动起思考与理解能力的潜能就能够得到保护。短程工作的关键，取决于对一项共同任务的共识。治疗师的贡献是在评估过程中补足那个缺失的重要部分，其可以使个体和家庭持续发展的过程再次启动。

关于构想如何对这些有困难的儿童进行评估，家庭治疗范式的发展也拓展了我们的思路。对于儿童生命中个体的问题与更广泛的家庭功能之间复杂的相互关系，我们已经积累了丰富的理解。与整个家庭一起工作，通常在一个广泛[①]的评估程序中起着重要作用，并且无论整个家庭是否作为一个整体一起见治疗师，治疗师在思考任何个体的孩子时，都会努力在头脑中保持对其家庭的形态、风格和历史的整体理解。孩子心目中的家庭，与我们自己观察到的该家庭是不一样的，但这两种视角间的差异是特别值得关注的。在过去的二十五年里，儿童治

① 这里的“广泛”指的是将家庭或支持系统也纳入评估的工作范围。——译者注

疗师与家庭治疗师之间的合作，始终是一个有着重大发展和共同发现的领域（Kraemer，1997；Lindsey，1997；Reid，1999）。评估作为短程干预的例子，尤其强烈地有赖于这一趋同［见米勒（Miller）和科普利（Copley）的章节］。

我们已经强调了心理治疗师的评估工作深植于更为广泛的专业文化背景之中，现在来看看从我们的精神分析性心理治疗的根基中所产生的特别之处。当与患者初次访谈时，我们所采用的特定技术建立在一些基本的信念之上。其中最重要的是，密切且细致的观察是临床理解的基础。我们从观察患者如何使用所提供的环境开始——患者与等候室、与治疗师的房间、与所提供的玩具和其他材料的关系，以及最重要的是，与治疗师本人的关系。孩子选择让自己待在哪个地方？他在看什么？他对治疗师所说的话有何反应？他安于自己身体的情况如何——是躁动、不舒服、兴奋、放松、紧张？儿童心理治疗师接受过训练，可以详细观察婴幼儿与他们的照顾者之间的互动。这种自然化的、按照表面意义的观察——在其中，观察者对意义的判断与归因被尽可能地分开——对于在评估会谈中收集丰富资料以及最大限度地保持心态开放，是一种宝贵的资源。我们所依赖的工具不是像 X 射线机那样的机械工具，而是一种熟练的心理能力，能在心智中记录所观察到的大量事件序列；这些观察结果能够被反思，到了一定的时候，我们可能就会获得模式和意义。为了确保我们的观察是全面完善的，一个重要的保护因素就是有机会经常与资深的同事讨论我们正在进行的工作，这有助于我们的观察不会被自己的偏见、局限、专业偏好等所扭曲。开展一个良好的评估，一个核心方面是对第一观察印象进行次级（second-order）反思[①]的过程。有经验的专业人士在某些时候可以依靠多年来建立起来的被内化了的自我督导

① 次级反思，在此指的是对专业人员自身对家庭的观察之反思，比如前面提到的，对观察是否受到自己的偏见、局限、专业偏好等因素影响的反思。——译者注

能力，但评估儿童或青少年及其家庭的过程非常复杂，因此在进行过程中向同事咨询是首要的要求。

临床设置需要尽可能的简单，并保持一致。如果治疗师改变了设置，治疗师就不能合理地为孩子两节咨询中不同的反应进行归因。同一个房间、不受干扰、预先约定的会谈时间、在所安排的时间开始和结束会谈，这些背景因素使我们能够在一个相当恒定的框架内考察儿童的反应。这种受保护的物理空间和时间提供了一个背景，支持治疗师提供最需要的东西—— 一个不受干扰的心理空间，在这个空间里可以涵容会谈所带来的情感影响。

要进行一个有效的评估，收集资料所需要的时间是不确定的。具有弹性的工作方式无疑对于临床工作者来说是更难的—— 一个更为流程化的标准化评估模型较少地要求针对每个个案进行具体思考——但是要实现对临床问题的真正理解并要确保将患者视为复杂的人类个体，具有弹性的工作方式则具有高度的价值。在最初的探索过程中，稳定的外在结构，可以促进治疗师对患者的需求做出富于想象力的回应。因为，如上所述，它为治疗师提供了背景保障。与“**不知**（not known）”相遇，是评估的核心，而这必然使患者和治疗师都产生强烈的焦虑，设置上需要让这样的焦虑尽可能变得较可以承受。这几页中所描述的技术，都来自对人类关系中移情之核心作用的理解。患者尚不熟悉的诊所和治疗师，以及患者的情绪困难，共同激发了强大的潜意识交流模式。除了为儿童提供一个机会有意识地表达他的想法，讲述他所看到的故事之外，还有其他层面的意义可供观察。孩子对一个善于接收和善于观察的倾听者的反应，可以让我们了解到他对世界的基本想法以及他对自己和其他人的内在信念，而其中一些对于他的意识来说是相当陌生的。他是否预期自己会被理解还是会被误解，觉得自己是被信任的还是不被信任的，被喜欢的还是被讨厌的，觉得自己是值得被注意的还是别人对自己没有真正的兴趣？会谈将提供儿童潜意识的感觉和信念的证据，但也会激起治疗师的反应。

治疗师的感受，现在通常被稍微宽松地统称为“反移情”，需要我们仔细地反思。如果以严谨的方式对其进行分析，往往可以提供重要的额外信息。源于治疗师自己个人世界的感受，需要被放到一边。如果患者的问题感觉起来太像我们自己的，或我们孩子的，或者患者的生活史在我们心中搅动起的回响触发了我们内在的焦虑，这都可能是一个特别的难题。我们要对自己的弱点心存觉知。例如，治疗热情可能是基于对我们专业能力的自我理想化，并可能扭曲我们的临床判断。这些都是我们需要意识到并搁置到一旁的那些基于反移情的感受。然而，有一些感受在我们心中激荡，这些感受确实是由患者对我们的影响所引起的。当未预期的感受被治疗师捕捉到，它们可能是了解患者心理状态的重要线索，需要加以思考。投射性认同作为一种交流形式（Bion，1962），其微妙的运作力量是这些现象的基础。

如果我们认为心理治疗可能是一个合适的建议，那么治疗师在评估中让患者体验一下这种方法会给他们带来什么并注意其影响，是非常有用的。如果我们指出一件事和另一件事之间的关联，这个孩子是否感到得到了帮助或被理解？他是否对自己的心智、自己如何思考和感受感兴趣；或者，在更原初的层面上，当别人，比如治疗师，对他感兴趣时，他是否有所回应？一个诠释性的评论，是导向了交流的开放和深化，还是导致了冻结、防御性的枯竭或回避？在最深的层面上，正是建立了一种对治疗的开放态度，构成了我们希望我们的年轻患者给予我们的“知情同意”。这主要不是理智上的同意，而是对情感亲密的同意，而这正将是治疗的内容。他们对理解自己的渴望，可能高，也可能低，但如果我们在患者身上看不到渴求理解自己的一些迹象——尽管这最初可能被限于希望被理解，而这与理解自己完全不同（Steiner，1993）——此时不太可能产生很大的治疗效果。

我们在评估中想要实现的广泛目标如下。

- 确定是否有人能够可靠地支持儿童的治疗，比如父母或可替代父母作用的专业人士；或者如果是青少年，那么他们青少年人格中较为成熟的部分，是否能够承担起持续进行治疗的责任。
- 描述儿童的心智状态，并对其内在客体关系的状态提供初步的概念化，同时考虑发展性困难（缺陷）以及内在冲突和防御系统。
- 描述内在和外在因素的影响，并与其他专业人员取得联系，以根据整体平衡确定优先事项（例如，与父母的工作作为优先事项；儿童需要个体治疗的紧急程度；与学校或社会服务部门的工作需要与心理治疗并行，或是作为对心理治疗的预备工作）。
- 澄清需要其他机构为满足儿童心理健康之需求所应采取的行动，并对此提出建议；合理利用多学科团队的资源：例如，必要时咨询精神科医生的意见，必要时提供教育评估。
- 描述患者利用精神分析性心理治疗的潜在能力，对这种干预措施的适当性做出判断，并建议所需治疗的模式（个体、团体或家庭）、频率和最佳时间。
- 建立一个明确的临床描述基线，在此基础上，可以注意到随着时间的推移所发生的变化。这种检查和收集资料的过程，可以促进未来进行研究的可能性，它需要以一种常规的方式纳入评估。精神医学分类系统强调的是不同的现象范围，其在澄清运用心理治疗的潜力方面作用有限。在完善基于动力学的临床分类方面还有很多工作要做，从而为“最佳实践（best practice）”做出贡献。
- 为儿童 / 年轻人 / 家庭提供一种治疗性经验，其涵容心理痛苦并维持希望，并且不会因为重复早前的环境失败而在不知不觉中再次造成创伤。
- 确保评估的时间框架允许与儿童、父母和任何其他重要人物

> （如社会工作者）一起讨论评估所建议的事项。这将涉及至少一次会谈，以回顾评估会谈的过程和结果。在某些情况下，需要举行这样的会谈来为一项漫长而复杂的工作画上顿点。在做出承诺之前，家庭通常需要时间离开并思考所建议的内容。过于轻易或匆忙地做出决定，往往意味着在治疗进程中会爆发困难，而这会对儿童的福祉造成损害。为获得知情同意而投入的时间总是值得的。评估过程，可以被类比为在一个地方打下良好的地基，使建筑物具有稳定性和耐久性。

接下来的章节被分为四个部分，以提供一些引导。然而，读者会发现这些部分之间有重叠，由于所描述的评估工作的复杂性，重叠是不可避免的。青少年可能作为家庭的一个成员来到诊所，或者我们可能根本感觉不到青少年与家庭的联结，对他们的评估需要留意他是如何成长为我们现在所见到的样子的。同样，儿童和青少年的困扰可以让我们了解他们父母的冲突和不安全感。儿童与父母之间强烈的感情流动，往往是终生的，它部分地是家庭内部移情的一种呈现（Harris & Meltzer，1986）。这绝不是单方向的。有时，当父母的形象本身可能很少表现出孩子所期望的样子时，那些我们将之与父母的功能相关联的关心与照顾的能力，就可能会在孩子对父母和兄弟姐妹的关心与照顾中被观察到。"一个有响应的照顾者（a responsive caring person）"这一预构想（preconception，Bion，1962）—— 精神分析中的"好客体（good object）"—— 有时似乎能在非常有害的实际经验中幸存；反之，当孩子难以从良好的照顾中受益时，这可以理解为是由带着恶意的内在期望在心智中占据主导的结果。

最后，应该说，与儿童进行初步探索性工作的机会可能是一种非常特别的经验。儿童初次表达和交流的新鲜，使评估工作成为临床工作者的一种荣幸和非凡兴趣的来源。面对未知的焦虑，可以被发现的喜悦和一个新开始的机会所平衡。好的评估会谈，对于一个陷入困境的孩子来说，可能是一次至关重要的创造性经验。

在本书所代表的取向传统中，关于评估的写作一直比较缺乏。以下是一些有用的书籍和论文，它们可以对这里所介绍的内容进行补充。

（王佳佳　译）

补充阅读

Lanyado, M. & Horne, A. (Eds.). (1999). *The Handbook of Child Psychotherapy*. London: Routledge. The Chapters in Part IV ‘The Diversity of Treatments’ provide valuable thinking about assessment, including criteria for more intensive treatment (Green, and Parsons, Radford and Horne), indications for Group Therapy (Reid), and further examples of brief work (Lanyado and Daws).

Money-Kyrle, R.E. (1971). ‘The Aim of Psycho-analysis’. In D. Meltzer (Ed.), *The Collected Papers of Roger Money-Kyrle*. Strath Tay: Clunie Press, 1978.

Rustin, M. (1982). ‘Finding a Way to the Child’. *Journal of Child Psychotherapy*, Vol. 8(2). Republished in P. Barrows (Ed.). (2003). *Key Papers from The Journal of Child Psychotherapy*. Brunner-Routledge.

Wittenberg, 1. (1982). ‘Assessment for Psychotherapy’. *Journal of Child Psychotherapy*, Vol. 8(2).

参考文献

Bion, W.R. (1962). *Learning from Experience.* London: Tavistock Publications; (repr. Maresfield Reprints, 1984).

Darrington, A. (1998). Chapter. In R. Anderson & A. Dartington (Eds.), *Facing it Out.* London: Duckworth.

Daws, D. (1989). *Through the Night: Helping Parents and Sleepless Infants.* London: Free

Association Books.

Harris, M. (1966). 'Therapeutic Consultations'. *Journal of Child Psychotherapy*, Vol. 1; (repr. in *Collected Papers of Martha Harris and Esther Bick.* Strath Tay: Clunie Press, 1987).

Harris, M. & Meltzer, D. (1986). 'Family Patterns and Cultural Educability'. In D. Meltzer (Ed.), *Studies in Extended Metapsychology.* Strath Tay: Clunie Press.

Hopkins, J. (1992). 'Infant-Parent Psychotherapy'. *Journal of Child Psychotherapy*, Vol. 18.

Kraemer, S. (1997). 'What Narrative?'. In R. Papadopoulos & J. Byng Hall (Eds.), *Multiple Voices*. London: Duckworth.

Lindsey, C. (1997). 'New Stories for Old? The Creation of New Families by Adoption and Fostering'. In R. Papadopoulos & J. Byng Hall (Eds.), *Multiple Voices.* London: Duckworth.

Reid, S. (1999). 'The Assessment of the Child with Autism: A Family Perspective'. In A. Alvarez & S. Reid (Eds.), *Autism and Personality*. London: Routledge.

Steiner, J. (1993). *Psychic Retreats*. London: Routledge.

Winnicott, D.W. (1971). *Therapeutic Consultations in Child Psychiatry.* London: Hogarth and Institute of Psycho-Analysis.

第一章

评估有沟通障碍的儿童

玛利亚·罗德（Maria Rhode）

这一章中，我将讨论患有孤独症谱系障碍[①]（autistic spectrum disorder）、缄默症（mutism）或者由于广泛性发育障碍（pervasive developmental disorder，PDD）而引发学习障碍的儿童。我不会将口吃的孩子，或者将安娜·阿尔瓦雷茨所讨论的精神病性或边缘型儿童纳入我讨论的范畴，虽然他们可能也会出于交流以外的目的而以不同寻常的方式使用语言。然而，阿尔瓦雷茨提出的一些观点与我将要讨论的儿童类型也是高度相关的，例如：评估儿童当下是在什么程度的象征化水平上运作的重要性。至关重要的一点是，我们要不误解他，并且有能力以他能够听进去的方式来表述我们自己想要交流的内容。

孤独症谱系障碍包括孤独症和阿斯伯格综合征（Asperger's Syndrome）。患有孤独症的儿童可能完全不说话，有些只能说一些单词，有些能说完整的句子，有些介于两者之间。有时，他们使用属于他们自己的语言；通常来说，他们的语言可能引用自故事、歌曲、视频，或者也可能是对别人讲话的语言模仿（Rhode，1999）。在患有阿斯伯格综合征的儿童中，尽管他们的语言能力发育较好，但是他们有时会以不同寻常的方式使用语言（见 Rustin，1997；Youell，1999）。根据《精神障碍诊断与统计手册》（第四版）（*Diagnostic and Statistical Manual of Mental Disorders*，4th Edition，简称 DSM-IV）的诊断准则，患有孤独症的儿童必须符合坎纳（Kanner，1943）所提出的经典的损伤三联征，即 3 岁前必须显现出情感、认知和社会功能上的障碍。而患有广泛性发育障碍的

① 也称为自闭症谱系障碍。本书统一使用“孤独症”的译法。——译者注

儿童满足部分诊断标准，但还不足以诊断为孤独症。

从表面上看，以下这两种情况可能没有共通点：一个非选择性缄默的孩子无法与不熟悉的大人说话；一个有孤独症的孩子可能甚至无法与他的父母进行沟通性的对话，而他与自己进行沟通——思考和自我觉察的能力——看起来非常怪异或者几乎不存在。然而，即使是受严重或持续的害羞所困扰的孩子，可能也会表现出他并不预期他人是乐于接受的（receptive），或者表现出他与重要客体的内在沟通不足以给他提供足够的支持与信心。根据我的经验，在转介评估时，以言语交流障碍为主要议题的儿童，经常呈现出孤独症谱系障碍儿童所具有的典型的焦虑特质——恐惧坠落、恐惧溢出，恐惧失去身体的某些部分，恐惧灼伤和冻伤，等等。不过，在他们人格受影响的程度、所采取的应对机制的极端程度，以及发展出有效应对能力的程度上，会存在很大的差异。正如塔斯廷（Tustin，1981）指出的，这些都是与湮灭（annihilation）相关的原始恐惧：儿童存在感的连续性是问题所在。无论是什么原因可能促成了这样的体验，他们可能感到无法用言语表达出它们，并且可能觉得这些经验对于与他们交流的人来说是无法承受的。这一类体验较多的儿童，对治疗师的忍耐力和情感资源提出了挑战。

在讨论来自孤独症谱系障碍儿童评估工作的发现之前，我先整体地就“沟通”进行探讨。

精神分析和儿童发展研究的结果都指出，言语交流障碍源于一系列受损的非言语交流。例如，特雷瓦森（Trevarthen，1993）曾记录过母亲与婴儿之间非言语“对话”的微小细节。在调谐（attunement）（Stern，1985）与互惠（reciprocity）的体验中，儿童发展出愉快游戏、联合注意，以及话轮转换[①]（turn-taking）的能力，这些都是言语发展重要的基本前提。母亲的回应，在婴儿的语言发展中起着至关重要的作用

① 这里是指两人之间轮流听、轮流说话的过程。——译者注

（Trevarthen & Marwick，1986；Papouse，1992）。这一类儿童发展研究的工作，很容易与当代精神分析的方法联系起来（Alvarez，1992）。

根据比昂（Bion，1962）的阿尔法功能理论，儿童言语性思维（verbal thought）的发展，根植于母亲对婴儿原始情感交流的接受性（receptivity），以及她的遐思（reverie）能力。比昂强调，言说（speech）并非必然地等同于交流（communication）：言语表达也可以用来排除令人不安的情绪，或对他人产生影响。梅尔泽（Meltzer，1975）在他的论文《在孤独症与精神分裂症中的缄默》（Mutism in Autism and Schizophrenia）中扩展了这一观点。他提出，以交流为目的的发声（vocalisation）应该具备五个基本的语言功能要素，分别是：①阿尔法功能（alpha-function），其促使我们形成梦思（dream-thoughts）；②被内化了的"言说客体（speaking objects）"的存在，通过认同这个客体，儿童可以通过语言将梦思表达出来；③获得，在婴儿式言语（lalling）的冲动依然强大的阶段，孩子习得词汇以描述外部世界；④外部世界存在着孩子希望与之沟通的人；⑤认识到这些人与自己相当不同，因此内在的体验过程不会自动地为他们所知，而是需要自己发声。所有这些概念构想，都隐含地强调着儿童与内在父母的关系对儿童语言发展的重要性。早在1928年，梅兰妮·克莱因（Melanie Klein）就指出，父母之间的言语交流，可能就是婴儿俄狄浦斯嫉妒（Oedipal jealousy）的对象；而西格尔（Segal，1957）在关于"象征形成（symbol formation）"的论文中也强调了修通与完整客体有关的抑郁心位的重要性，这暗示了俄狄浦斯情结（Oedipal constellation）所具有的中心地位。这一点，在布里顿（Britton，1989，1998）就心智健全（sanity）、言语性思维以及自我反思能力之发展的讨论中也得到了强调。

所有的这一切都意味着，当我们遇到一个患有沟通障碍的儿童时，我们也许可以很合理地将这视为对儿童与其照顾者的关系中一些最根本层面的东西的表达。这也使我们可以理解，为何在治疗或者评估一个有语言沟通问题的儿童时，我们可能会发现自己在反移情中体验到强烈的情绪。然而，它们要求我们仔细地考虑，这些信息是否的确导致了考虑不周或者不恰当的行为，例如仅仅认同家庭中某一位成员的观点。我稍后会再回到这个议题上来讨论。

孤独症谱系障碍儿童的心理评估

关于对孤独症谱系障碍的儿童采取以精神分析为基础的心理治疗，依然存在很大的争议。贝特尔海姆（Bettelheim，1967）全面支持坎纳的理论，主张孤独症是由“冰箱母亲”所引起的。这一说法迅速地激起了很多愤怒的反弹，时至今日，父母仍然会被警告说：“心理治疗师说（孩子这样）都是父母的错”（见 Arons & Gittens，1999）。我曾听说，有人将此观点归咎于弗朗西斯·塔斯廷（Frances Tustin），尽管她曾明确地表示，她在临床工作中认识的父母都敏锐且投入，充满了同情心并积极追求治疗成效（Tustin，1972，1994）。许多精神科医师和心理学家都会明确地指出，孤独症是由大脑异常所导致的——事实上可能的确如此。这些专业人士会因此觉得心理治疗并不适用于这些患者，并认为唯一有用的方法是为他们找到一个合适的教育安置处所。然而，一些孤独症儿童对心理治疗反应良好（Tustin，1972，1981，1986，1990；Meltzer et al.，1975；Alvarez，1992；Haag，1997；Alvarez & Reid，1999）。

在这种情况下，治疗很容易在关键时刻中断。因此，非常重要的一件事就是在评估期间投入时间，以尽可能地确保父母理解了心理治疗的意义，并严肃认真地希望支持治疗。但是令人感到悲哀的是，对治疗有所反应的儿童，他们的父母未必能够理解精神分析性的治疗方法；反之亦然。此外，父母的处境也很尴尬：他们也必然意识到，在专业人士之中针对心理治疗的价值也存在着严重的分歧。这种分歧令本身合作性关系就承受严重压力的父母遭遇加倍的困难，对此我将稍后再具体讨论。我自己的观点是，最好直接地面对这些困难。我对家长们说的是，也许他们已经知道，对于孤独症谱系障碍的病因和治疗一直存在着不同的观点，而在我看来，现在已知的还太少，无法断言生理性病因没有道理。[事实上，最近针对情感与脑结构关系的研究表明，器质性与心理动力性的简单二分式方法可能是错误的（Perry et al.，1995；Schore，1994）。] 然而，即使是坚定的器质派学者，通常也会认为一些患有神经性障碍的儿童同时也存在情绪问题，其中一部分是由他的器质性缺陷所引起（Sinason，1986）。所以这意味着，心理治疗也许可以移除他情绪上的阻碍，使其能够发挥自己最大的潜能。我发现父母往往更容易接受这样的说明方式，因为父母不会感觉到他们需要在不同专业观点之下被强迫去“选择妈妈或爸爸”。我同样也会向他们强调，我很愿意与不同看法的专业人士一起合作。关于“责备父母”这个问题，我发现引用某一学派的话非常有用：“当你有一个孩子，他的眼睛失明，你不会为此而责怪自己，但你会想要知道，你可以做些什么来使这一切有所不同”。

事实上，一些孤独症谱系障碍的儿童对治疗有反应，而其他的儿童则不会。当他们有反应，这就是一种难以言喻的成就。一方面，许多治疗师都会同意，与孤独症的孩子建立起交流，会使他们感觉到很荣幸参与到了这样的工作中，爱与希望可以以令人谦逊和令人敬畏的方式开花结果——在尝试用语言来描述这种感受时，很难听起来不像是在自我理想化和感情用事。另一方面，当一个孩子在漫长的时间里仍然对治疗没有反应，治疗师可能会充满质疑和自我怀疑，感觉到混乱，想要发疯或者绝望，并且对孩子的破坏性力量、所浪费的潜力，以及未能实现的生命可能性感到巨大的忧虑。治疗师必须承受这种未知——不知道这种绝望的感觉是否为一种交流，或者反映的就是现实。一个孩子可能在 3 岁的时候开始治疗，经过多年高频[①]的治疗工作只有很小的改善。治疗师感觉自己能够理解孩子并能够从孩子身上学到什么，这不是一个可靠的指标：这无法说明孩子是否具有从治疗中学习的能力。

因此，与孤独症谱系障碍的患者工作时，必须对评估过程的两个不同方面加以区分。一个方面是，尝试理解问题的一些情况，既包括问题在此时的表现形式，也包括问题从过去到现在是如何逐步演变形成的，以此来做出一个初步的概念化。另一个方面则是，评估儿童对于此种特定治疗方法的反应，以及在多大程度上父母能够理解这种工作方式并给予支持。在实际工作中，第二个方面可能是决定提供何种治疗方式的关键。与评估其他类型的障碍相比，这两个方面之间的重叠程度在孤独症谱系障碍中是较少的。其部分原因是家庭内部的沟通困难的结果，很多父母可能会发现很难记住或者难以谈论那些至关重要的事件或感受。在最初的治疗进程中所呈现的画面，有时可能只有在与家庭工作多年之后，才被逐渐浮现出的事实戏剧性地修改。

从弗朗西斯·塔斯廷开始，很多心理工作者尝试区分不同种类的孤独症（另见 Wing & Attwood，1987，一种基于精神医学的方法）。塔斯廷（Tustin，1972）区分了坎纳所描述的硬壳型[②]（shell-type）孤独症儿童和混淆纠缠型[③]（confusionally entangled）儿童；之后，她也撰写

---

① 高频指的是一周三次或大于三次的治疗频率。——译者注

② 塔斯廷将硬壳型（shell-type）或硬壳囊封型（shell-type encapsulated）孤独症儿童描述为，他们像是活在一种硬壳中，硬壳内的自体处于一种未整合、未分化的状态，而外在客体被体验为自己身体感官知觉或动作的延伸。在这种融合（fused）之中，所有客体都被体验为“我（me）”，因此“我”与“非我（not me）”没有区别，有生命与没有生命的物体没有区别。这种类型的孩子没有幻想或想法，也几乎没有表征（representation）。塔斯廷认为这一类就是所谓的坎纳型（Kanner type）孤独症儿童。—— 译者注

③ 相较于硬壳型的儿童运用硬壳、囊封来作为防御，混淆纠缠型儿童则更像是在运用模糊化（veil）的防御，使得自体与外在客体无法加以区别，以此来应对与客体痛苦的分离。自体的片段，被感知为被打散（dispersed）而散落的（scattered），“我”与“非我”处于混淆且纠缠的状态。—— 译者注

了有关片段型[①]（segmented）孤独症的文章，指儿童人格与能力的不同方面被分别囊封并重组。在她的第一本书（Tustin，1972）中，她称为患有“退行性次发孤独症（RSA[②]）”的儿童，可能对应到她后来描述（Tustin，1990）的一组儿童，即一旦孤独症的症状得以改善，他们就会表现出精神分裂症症状。阿瓦雷茨（Alvarez，1992，1999a）强调了缺陷（deficit）的重要性，尤其是与某种极端被动的孤独症儿童有关；与坎纳所描述的囊封型（encapsulated）儿童相比，这种类型的孤独症儿童可以运用的力量要少得多。里德（Reid，1999c）对比了受创伤的儿童和倒错（perverse）的儿童，前者通过自闭式退缩来应对，她认为这与创伤后应激障碍有关；后者则从自闭式的应对策略中获得快乐。阿瓦雷茨和里德（Alvarez & Reid，1999）都强调了每个儿童个体人格的重要性，并且提出了不同亚组的儿童可能需要特定的治疗技术上的调整（p.9）。

在我的经验中，试图根据孤独症的类型来预测谁可能从治疗中获益可能是不明智的。而有说服力的论点是，那些过度被动的儿童，以及那些从自闭式应对策略中获得满足的儿童，可能很难获得帮助。同样，我们可以合理地预期，在复杂的情况下——当孩子的问题在家庭动力中发挥着功能——会出现疗效上限；又或者仅仅是因为治疗开始得太晚了，也会遇到上限。另一方面，我自己也见过一些孩子，9 岁才开始每周一

① 塔斯廷将这一类的儿童描述为起初是硬壳型的，之后他们以片段化的历程作为一种自闭式的防御，把带有威胁性的非我客体切割成片段，直到他们能以自身所熟悉的“我”（片段化的）的形式集合起来。举例来说，具有觉知能力的自体可能被片段化为有味觉的、视觉的、听觉的不同自体，所以他们会感觉到有多个“母亲”、多个“自体”。——译者注

② RSA（R. S. A. ）这个缩写，在作者所引用的文献中原本是“退行性次发孤独症（Regression to Secondary Autism）”，本文中所写的“Reactive Secondary Autism”有可能是作者的笔误。塔斯廷描述此类别的孩子为，虽然其部分人格有些微的发展，但这些有发展的人格部分又退行了，所以其很大部分人格仍然维持自闭式状态，与滋养性的客体失去联系。那些原本有些微发展的部分的残余物，被用于自闭式的感官功能体验，使得个体处于退缩的状态，并带有与身体感官知觉密切相关的幻想。——译者注

次的治疗，却也有让人满意的治疗成果；而另一个儿童，从3岁10个月开始一周三次的治疗，治疗成果却非常有限（Rhode，1996）。其中，9岁的孩子采用自闭式策略来维持对我这个理想化人物的控制；而3岁的孩子则因为害怕被吞噬或害怕变得软弱无力而拒绝一切接触。换句话说，至少在这些案例中，创伤似乎相对地不是那么重要的触发因子。而这两个儿童潜意识幻想的内容，虽然惊人的相似，但也没有那么重要。重要的是，孩子是否对“好的联系”有所了解，而以此为基础可以搭建更好的联结。

在实际工作中，除了家庭能否支持治疗这一点外，就这个孩子而言，我感觉可能最为重要的一个因素是孩子在他人心中所激发的温暖感受的程度。这一因素在对那些经历过剥夺体验的儿童的治疗中，同样也是至关重要的（Boston & Szur，1983），并且可以作为一个精妙的指引。

我和我的一位同事曾经共同评估过一个个案，在联合评估期间，我发现4岁的约翰无法在我心中激起任何温暖的感受。这并不是因为他从我身上爬过去的方式就好像我不存在一样——这是相当常见的；也不是因为他的父母告诉我们，他们无法为孩子设定限制。而是因为他似乎也呈现了一种机械般无情的品质。但是，在个体会谈中，我的同事与他建立了很好的联系，当约翰提到一架直升飞机的时候说道“它正在寻找一个可以降落的地方”，我的这位同事被触动了。在与我的同事进行治疗的过程中，约翰取得了非常令人欣慰的进步，甚至能够在主流学校中也表现得相当良好。然而，当工作到达了一个非常真诚、温暖与合作的阶段，他似乎又有一段时间被拉开，失去了与治疗师的联结。有这样难忘的一幕，当约翰参与了一次珍贵的交流性游戏后，他转向地板上的一个玩具，对着那个玩具说道：“我很抱歉，我说话了。”在那一时刻，这个玩具似乎代表了某种干扰着约翰与其他人之间良好联结的东西。回想起来，我认为在那些评估会谈中，他把自己人格不同的方面分给了我和我的同事；而把我们对他的反应结合起来，是理解约翰问题所在的最为有用的指征。

里德近期详细地分享了她在塔维斯托克的孤独症工作坊[①]中发展出来的、针对孤独症谱系障碍儿童及其家庭的评估方法（Reid，1999ab）。她强调了将儿童放在家庭的脉络中进行思考的重要性，并且治疗师需要自身带着开放性去感受孩子与家庭在一起时的体验。这样的经历，常常让治疗师感觉自己缺乏能力，被忽视，或者被支配；但也提供了一些信息，即这样的孩子会给家庭带来什么样的影响。里德强调，在一段时间内持续进行这样的治疗性评估是很重要的。这意味着，评估孩子从治疗中获益的能力以及评估父母支持治疗的能力，这些将会是能否发生真实改变的基础。如果孩子在情感接触、共享注意力（shared attention）和言语表达方面有所改善，那么在与父母讨论为什么他可能会从进一步的工作中受益时，就可以指出这一点。里德强调，在她成功地在孩子与他的父母之间建立起联结之前，她基本上不会进入孩子的个体评估阶段。孩子与父母之间联结的建立，是通过治疗师以拉近孩子与父母之间距离的方式，来评论孩子的游戏或其他行为而实现的。她鼓励父母持续关注孩子，要求他们写日记，并在下次访谈中讨论。这给父母传递了一种信息：孩子的行为是有意义的，他们自己能够通过观察来接近他，而且他们在所有治疗过程中都扮演着重要的角色。作为一条经验法则，里德建议，为了使治疗能够有效果，治疗师需要在三个领域中的至少两个领域取得积极成果：儿童对个体评估的反应、父母的参与以及与学校合作。

---

① 塔维斯托克中心的儿童和青少年心理治疗师训练中，针对不同亚专科开设的理论学习与督导小组称为工作坊。——译者注

一个广泛性发展障碍的儿童案例：家庭访谈在评估中的应用

马修是一个7岁的孩子，有学习困难，他的学习困难似乎与广泛性发展障碍有关。他出生的时候经历了缺氧；他的发展里程碑都较晚；直到3岁时他去了一所非常优秀的特殊照护托儿所后，他才学会说话。他没有办法阅读，在学校时也非常容易分心：好像所有的事情都是“左耳进右耳出”。他的老师这样描述他：当他感到挫折的时候会挥动双手，并对洞和旋转的物体表现出自闭式的痴迷。他也会坚持不懈地把每样东西都弄坏，这把父母逼得心烦意乱。当他们来到诊所的时候，A先生和A太太正处于一种绝望的状态之中，无论他们付出多少努力，似乎都无法维持让人满意的家庭生活。无论他们给马修什么东西，他都会去破坏它们；他们无法让他独处；所有他们试图管住他的努力，都以失败而告终。他们感觉自己受到打击而精疲力竭。

在第四次家庭评估会谈中，我的同事因病缺席。当我对此道歉时，A先生和A太太回应说没关系：“马修根本不会注意到的。”实际上，当父母尝试描述家里情况的时候，马修通过不断地发问来打断父母的谈话，而这些问题的答案，他都非常清楚地知道。例如：他把所有的玩具动物从玩具箱里拿出来，讲出每一只的名称，然后立刻用唱歌般的语调问他的父亲：“这是什么？”A先生尽可能耐心地回应说：“马修，如果你能告诉我那是什么，我会很高兴。”但马修会继续坚持问下去。他摆弄着玩具马的尾巴，直到尾巴脱落；然后继续询问他的父亲：“这是什么？”随后再走向一株植物并拔它的叶子。我让他停下来，但是他没有回应；我站起来，用身体制止了他。然后马修捡起了玩具马，走到父亲跟前说“这是一匹马！”，这让整个家庭都放松了。

在这之后，自他到诊所以来第一次，他开始玩游戏了。他煞费苦心地把所有动物玩具都放在玩具箱光滑的盖子上；但是当他好不容易做到这一点的时候，一只愤怒的斑马就会过来，把它们都打倒。他重复这个游戏很多次。我指出，马修似乎总觉得有什么东西把他的努力付出都搞砸了（就像他的父母觉得马修总是把他们的努力都搞砸了一样）。之后，当马修把一只玩具鳄鱼带到他父亲面前时，每个人都清楚地感觉到，当父亲以好玩（playful）的方式参与游戏时，马修非常害怕。

马修很清楚马这种动物的名称是什么，但他显然不相信父亲真的希望他知道。在他的心智中，他似乎将这个知识体验为一个他从物体上折断的、具体的东西，就像那匹马被折断的尾巴。塔斯廷（Tustin，1972）曾经在她的患者大卫的案例报告中描述了这一点：大卫通过很具体地从父亲身上剪下一些东西来建立自己的身份认同。当马修想要造成更多的破坏却被坚决地阻止时，他对于自己的破坏性所感到的焦虑——我同事的缺席可能加剧了这种焦虑，在一定的程度上得到了缓解。然后，他开始能够通过向父亲展示他所知道的东西而让父亲感到快乐。此外，他开始自由无拘束地尝试进行象征性游戏，并能够就他身上摧毁了他所有努力的破坏性部分进行交流。马修显然把自己的这一部分与他的父亲混淆了：当A先生主动地加入游戏时，马修的象征化能力瞬间崩溃了，并失去了“假扮”的能力。我需要强调的是，A先生实际上很关心和关注他的儿子，但是他和他的太太都因为哀伤和对马修问题的担忧而无法思考。他们都陷入深深的绝望之中，以致他们几乎完全无法回应马修的交流：他们甚至完全不认为马修会注意到我的同事没来。当我向他们提及马修玩游戏的意义，并将此与他对我同事的缺席而感到的焦虑联系在一起时，他们非常高兴——这是预测后续治疗结果的一个重要标志。当他们理解马修的行为可能是具有意义的，并且他可能事实上是想要与他们交流的，这让他们俩都既惊讶又得到了极大的鼓舞。事实上，尽管有许多困难，但马修的父母依然坚持把他带来诊所。他的治疗在后续被证实了的确是很有难度的，但是他也取得了非常有价值的进展。

进行家庭会谈的理由：跨代际议题

与马修一家的访谈说明了为何在评估有交流障碍的儿童时需要家庭的参与。第一，与任何接受治疗的儿童一样，如果没有与父母建立有力的伙伴关系，治疗就会失败。第二，许多这类的家庭，特别是那些患有孤独症或者阿斯伯格综合征儿童的家庭，本身都经历过非常创伤性的转介过程（Klauber，1998；Reid，1999ab）。父母经常讲述那类令人心碎的故事，他们感觉到了好像有什么不对劲，但是他们的担忧都被忽视了，甚至被他人嘲笑，以至于他们在处理孩子的问题时感到缺乏支持，而孩子的无反应和无法理解的行为也使得正常的家庭生活变得不可能，这些都削弱了他们作为父母的价值感。一个确定的诊断可能会姗姗来迟，当最终得到诊断时，父母可能感觉到像是被宣判了死刑，因为诊断可能带着一种暗示性意义：他们什么也做不了了。此外，孤独症谱系障碍儿童的家庭中，创伤性的生活事件也比较常见。塔斯廷（Tustin，1986）认为，各种原因都可能会让一位新手妈妈感觉到自己缺乏支持——生产的创伤、抑郁、丧亲、疾病，或者孩子父亲的缺席、婆媳关系、由于移民或者搬迁而失去了与大家庭的联系等。当然，这并不是说这些事件与孤独症有必然的因果关联——很明显，并不是每一个抑郁的母亲都会有孤独症谱系障碍的孩子——这只是在说，当所处的情境非常复杂时，这些似乎是主要的影响因素。

第三，跨代际的因素也被证明是至关重要的，尽管很多重要的信息可能在若干年后才会浮现出来。恩绍（Earnshaw，1994）描述过一些父母对待他们的孤独症孩子与对其他孩子有很大的不同，有时是以不利于发展的方式来对待他们的（另见 Klauber，1999）。如最初由弗雷伯格（Fraiberg，1975）在文章《育婴室中的幽魂》中所描述的，父母可能没有看见孩子本身的样子，而是将他与自己过往生活史的一些方面联系起来。[例如，凯特·巴罗斯（Kate Barrows）曾探讨过，未被哀悼的父母丧失与有明显孤独症特质的成年患者之间的重要相关性（Barrows K.，1999）。] 在一些家庭中，父母无法发展出福纳吉（Fonagy，1993）所描述的自我反思功能，这些能力原本应该可以使他们对生活中的创伤性事件形成连贯的叙事。福纳吉发现，如果父母身上存在这种自我反思功能，似乎可以保护他们的孩子不受家庭创伤的影响。

在自我反思能力缺失的情况下，这些父母可能无法将他们过往生活史中发生的一些最重要的事件告知治疗师。取而代之的是，治疗师可能会成为他们内在客体的一个化身——甚至比通常的情况更容易发生。蒂施勒（Tischler，1979）曾报告，当他与精神病性儿童的父母工作时，常常会遭遇到“女巫化”祖母的内在意象。很多时候，父母可能会觉得专业人士在责备他们，或者暗指他们没有能力生育或者照顾一个健康的孩子。有时，当父母遇到的专业人士没有很好地识别出孩子的病情时，就可能会触发这种反应。正如一位孤独症孩子的母亲，她与自己母亲关系不佳，她说道：“没人知道迈克尔到底出了什么问题，就好像他是一个外星人，直到他去了特殊学校，校长理解了他——她见到过很多像他这样的孩子，这感觉就好像回到了家一样。”

跨代际的因素在家庭访谈中更容易被观察到。在这方面，有沟通障碍的家庭类似于那些前来接受亲子心理治疗的家庭。正如保罗·巴洛斯（Paul Barrows，1999）最近所描述的，与家庭一起工作会更容易处理那些代际间的议题，并促进父母和孩子之间有益的互动。而当到了一对一的评估时，治疗师也就不会那么容易被体验为一个高人一等的、带着敌意的角色，将父母排除在一个难以理解的历程之外。相反地，他们可能会觉得治疗师是与他们站在同一边而进行工作的，以帮助他们的孩子融入其他人的世界。

家庭访谈也经常生动地展示出孤独症谱系障碍儿童治疗中的一些熟悉的主题。例如，许多此类的孩子都有内摄（introjection）的困难（Rhode，1997；Alvarez，1999b），比如塔斯廷的患者大卫（Tustin，1972）。孩子能够感觉到他与他的父母在竞争有限的资源。许多父母可能共有这种感受：孩子对他们的要求似乎正在消耗他们的生命，因为要带孩子来接受治疗而使生活受到的限制，可能像是压倒他们的最后一根稻草，而不是为了随之而来的改善而值得承担的责任。在这种情况下，治疗是不太可能成功的。然而，如果能够被某位包容家庭所有成员体验的专业人士看到，这种被看到的体验，可能对打破僵局有很大的帮助。当这种情况发生时，不仅可能使父母愿意支持心理治疗；同时也会开启一个良性循环，孩子的进步给父母也带来了希望，他们能够开始从父母的角色中找到成就感，而这反过来又支持了他们孩子的发展。

治疗师包容不同家庭成员体验的能力，也能够支持孩子开始包容他自己人格中的不同方面。这对于患有孤独症谱系障碍的儿童来说可能是一个核心问题：通常他们似乎会完全认同自己的一个夸张（exaggerated）的部分，不管是天使或者恶魔（Tustin，1981）；又或者呈现出一系列仿佛来自不同宇宙中的居民的声音，而不像是来自同一个人格的不同部分（Rhode，1999）。（对于阿尔瓦雷茨所描述的那类极度被动的孤独症儿童来说，关于缺陷的议题可能特别重要，治疗师可能需要首先为自己捍卫“孩子可能拥有自己的人格”的看法。）①

① 这里应该是指孤独症儿童除了有孤独症式的人格部分，也有非孤独症式的人格部分。治疗的重点之一是辨认后者，并促进其发展。——译者注

在实际工作中，包容不同家庭成员的经验可能会极其困难。患有孤独症谱系障碍的儿童可能会引起他人强烈的感受：爱与恨、困惑、混乱、不理解、盲目愚蠢（mindlessness）、全能或者无力、兴奋、希望或者绝望。当面对极端的行为时，无疑这也是极端的状况，此时人们很容易会选边站，并归咎责任。我们需要记住，最自恋、令人感到挫折或者特别可恨的儿童，可能是在用这样的方式保护自己免于体验到极端无助的感受；我们也需要记住，那些看起来可能对自己的孩子缺乏回应，以致让我们感觉到被迫使着成为孩子的捍卫者的父母，他们自己曾经也是孩子。

例如，一位母亲，曾经持续地被她的父亲挑剔并被当作佣人对待，后来她嫁给了一个剥削她的男人。虽然她是一位全心全意为三个儿子（其中一个患有孤独症）奉献的母亲，但是她对他们的养育方式非常严苛，有时给人的印象是像一个被野生动物包围的驯兽师。孩子们任何不太好的行为都会招致冷酷无情的斥责；尽管另一方面她又担心孩子们难以自我捍卫，而使他们在学校中容易成为被霸凌的对象。有一次，她描述了她如何决定不再做家里的佣人，并且告诉孩子们："你们得去洗碗！"这一完全合理的要求，却是以令人害怕的口吻提出的。事实上，这位母亲能够理解，她在坚持自己的意见时带着一种绝望，这与她内在那个对男孩更偏心的坏父亲有关；她能够理解，自己绝望的主见对自己的儿子来说听起来多么可怕；她也能够思考，如何将孩子当作他们自己去进行沟通，而不是将他们视为她自己过去境况的代表。

包容不同家庭成员的经验非常困难，所以与一位同事一起工作会特别有帮助。这意味着，一名治疗师可以关注孩子，而另一名治疗师关注父母。当双方的关注点完全偏离彼此时，通过两位合作的治疗师之间的交流，家庭可以再次被连结在一起。在后续的讨论中，两位治疗师都可能发现自己错过了的一些事情，并一起讨论各自在反移情中被带入的角色，以监测反移情交流。

也许最重要的是，由两位治疗师在场的工作提供了一个机会，为反思性和合作性的父母行为做示范。塔斯廷（Tustin，1981）指出，许多患有孤独症谱系障碍的儿童，在整合自身强硬与柔软、男性与女性这些不同方面的体验时存在着特别的困难。我相信，他们可能常常在两种感受中摇摆，一种是当父母这一对都在场时，感觉自己的存在完全被抹除；另一种是觉得通过维护自己的存在，他们正在将原本属于彼此的父母分开。这种内在的冲突，很容易在他们现实的家庭中重复，因为无论父母最初是多么地团结，必须要照顾这样困难的孩子都会给婚姻带来极端的压力。正如我之前提过的，儿童和父母都要面对令人不安的现实，即不同专业人士对于孩子的病情需要什么样的治疗，会有不同的意见。因此，两名合作性地进行工作的专业人士在场，对孩子与父母双方来说都是非常有价值的经验。

有时，一节评估性质的咨询可能会对父母的自我反思能力产生重大的影响，进而影响儿童的体验和行为。德里恩（Delion，2000）报告了与 2 岁幼儿昆汀及他母亲的一次会谈。昆汀一直发育正常，直到 10 个月大的时候，他开始回避亲密和眼神接触，夜以继日地哭号、用头撞，并试图咬他的母亲。他的四肢还出现了刻板动作，在松弛与不自然的僵硬之间交替，并花几个小时旋转他自己的手。这种刻板的动作通常是令人沮丧的预后标志，而且一般来说被认为是在 3 岁之前不会发展出来的症状。

在咨询中，昆汀的母亲显得绝望和精疲力竭。当她讲述自己故事的时候，无望地抽泣着，且无法关注昆汀，以至于她没有注意到昆汀似乎朝着她的方向做了一个试探性的动作。当她试图抱起他的时候，他重重地倒下，然后变得浑身僵硬，并试图咬她；她把他放了下去，然后他主动地转过身去。然后她开始回忆说，在昆汀 10 个月大的时候，她的丈夫陷入了严重的抑郁：他为一位同事的惨死而自责，他的同事困在了机器中，而他当时试图去救对方。

当昆汀看到他的母亲哭泣时，他朝男性精神科医生伸出了手臂，然后把一个玩具滚向了他。精神科医生把球又滚了回去，然后让昆汀的母亲加入，此时，她的哭泣带着喜悦。昆汀深深地看着他的母亲，把手伸向她，而她说，"我又找到你了，昆汀。"当他出现一些刻板动作的时候，她感到很沮丧，但这一次她可以继续地关注到孩子。昆汀再一次让精神科医生参与进来，他把玩具扔向他；在重新开始的游戏过程中，刻板动作停止了。昆汀看着精神科医生，说"爸爸"；然后他的母亲说道："你和医生玩游戏的方式，就和你以前和爸爸玩的时候一样。"

进一步的工作确认了昆汀孤独症的诊断，但昆汀在治疗中持续地取得重要的进展。这个感人的案例表明，当父母能够与孩子建立关键性的联结时，可以让年幼的孩子产生多么戏剧性的变化。毫无疑问的事实是，那位精神科医生作为一名男性，对于重建俄狄浦斯的三角关系特别有帮助，在其中昆汀可以感觉到继续发展是安全的。

接下来，我会讨论对三位截然不同的儿童的评估访谈过程。

与一名 8 岁孤独症男童的个体访谈

亚历克斯的不寻常之处在于，他在 6 岁之后才在如厕训练和语言发展方面取得重大的进展。他的过往充满了创伤性事件，无论是在他出生前还是出生时。多年来，除了尖叫他几乎什么都不做，而且由于不可能带他出门，这也使得家庭生活受到干扰。他的母亲一直确信他的行为是有意义的，并坚持尝试与他接触；但现在她感到自己无法放弃对他完全的控制，因为她担心他会以某种方式受到伤害。

在他与我的第一次单独会谈中，亚历克斯瘫倒在地板上，把手指塞进门下，仿佛是在尝试加入他的父母一般。当我在他旁边的地板上坐下并将我的手放在他的背上时，他很快地平静了下来（Haag，1991）；与此同时我对他说，等会儿治疗结束时，确定我们能够再次找到他的父母对于他来说是多么重要。他让我想要保护他，我将之理解为他开始相信有人可以帮助他。然而，当他可以起身的时候，他站立在房间的中央，茫然地望着空旷处，并用尖锐、单调的声音一次次地重复着："嘿，现在来吧，小心，约翰！水……水……水……龙头！嘿，现在来吧，小心，约翰，水……水……水……龙头！"我不知道约翰是谁，但是我说，似乎约翰得要小心点。我并没有得到回应；亚历克斯继续重复着他刺耳的复诵。我感觉完全地迷失并与他失去了联系；他似乎疯了，当时的情况似乎也疯了，并且我想我一定是疯了，才会想象我们可以交流。我觉得他的这个行为是我的错，因为我让他和他母亲分开，这把他逼疯了。他母亲曾提到过，他花了很长时间才从早期的创伤性分离中恢复过来。

我四处寻找与他建立联系的方式，我说道："对，水龙头！看，这里有水龙头！"然后我指着水池上方的水龙头。令我惊讶的是，亚历克斯停止了喊叫，和我一起到了水池边上。他开始全神贯注地调节两个水龙头的水流，这时我说，这里有两个水龙头，一个热的，一个冷的。亚历克斯知道如何打开它们，也知道如何不让这些水流过大。

他看到了玩具屋，把它打了开来，并仔细地观察着墙纸上画的壁炉。"猫……！"他说，"猫……！"（但事实上那里并没有猫。）我说，猫的确喜欢坐在壁炉旁边取暖，也许他认为内心有一个好的、温暖的地方就好了，但是他需要保证这个地方恰到好处——不太热也不太冷，就像刚才的水一样。

亚历克斯看向他的玩具箱，发现一个软软的海绵球。这是第一次，他的脸朝向了我，并且将这个球扔了过来。我接住了它，说他可以扔这个球，而我也能接到这个球，想要我扔回去吗？他点点头，一场有趣的接球游戏就此展开了。在这个游戏中，亚历克斯成为了调节着我们之间距离的那个人。

事后回想，我觉得，亚历克斯那种“没有人他可以与之建立联系”的感觉可能与他非常早年的经历相关：他的母亲曾告诉我们，当他出生的时候，她感觉自己完全没有支持，并为亚历克斯姐姐的健康状况而忧心忡忡。亚历克斯可能感觉到母亲的内在有一个空白，这是一个被珍爱的内在客体留下的空白（不在场的猫）；相应地，他因此向我展示了一个无法理解的表象，这个表象的背后不是一个有生命力的孩子。无论如何，从评估的目的来看，重要的是看到了他让人印象深刻的情感沟通能力，以及他通过以主题相关的方式发展游戏来回应我的评论的能力（调节水龙头；与火保持合适的距离以达到一个舒适的温度；与我保持合适的距离，让他可以看着我，而且我们可以玩接球游戏）。

以每两周一次的频率，在接下来的两次会谈中，亚历克斯都从他上次停下来的地方开始，并进一步发展了他的游戏。这也是一个重要的预后指征。在上一次会谈中，我向他重申，我没法继续见他了，但是会建议让其他人来见他时，他转身背对我。我说，他很难相信我没有要抛弃他，而他在向我展示他感到受伤和生气。令人振奋地是，他转过身来，把球扔给我，然后说：“我们做到了！”

尽管亚历克斯的年龄和一些家庭方面的原因提示，他的进展可能有限。但我们预期他可以从治疗中获得相当程度的帮助，所以后来为他提供了高频的心理治疗。事实证明，这些预期都有充分的证据。虽然他的家族史中有重大影响的事件直到评估的多年之后才得以揭露，但亚历克斯依然在学业和社交方面取得了很重要的进步。他接受亲密关系的能力也得到发展，而且他的退缩也发生了变化：退缩，以前是他身份认同中的一个重要方面，后来成为他的一种应对策略，对此他是可以有选择的。

一个选择性缄默症的案例

选择性缄默症可以是一种压力情境下暂时性的应对方式。比如兄弟姐妹的出生恰好与自己开始上学的时间重合。根据我的经验，选择性缄默的儿童，经常表现出孤独症谱系儿童所特有的焦虑特质，且跨代际问题可能扮演着重要的角色。7 岁的查理的父母带着他来接受评估，因为他在学校选择性地保持沉默，使得他的学业表现跟不上其他同学。治疗师 B 女士对他的父母甚有好感：他们对彼此的爱显而易见，当他们谈到自己孩子的时候，充满了细致的关切。而当她看到全家人在一起的时候，则被反差所震撼。她很难把注意力单独地集中在查理或者他的哥哥杰克身上，而父母看起来也非常尴尬和手足无措。查理的发言非常奇怪：有一部分词汇是可以理解的，另一部分则让人感觉迷失了方向。他的父母说，他们以前从未听过他这样说话。

在一次个体会谈中，B 女士打破了尴尬的沉默，说查理应该是从学校过来的。查理好像没有听到这些话一样，开始描述他 9 岁的半血缘的哥哥如何像是一个外星人。他说他知道实际上这个半血缘的哥哥并不是真的，但是他有一双大大的眼睛，骨瘦如柴的身体，并且是个外星人。查理说是在杰克的床上发现他的，他的名字是巴纳比。爸爸曾经叫查理去看看他的床，果然他就在那里。查理说，巴纳比这个名字是“忽然出现在脑海中的”。

B女士感到全然的困惑，没有办法跟上查理，查理则继续说着这个外星人，仿佛它现在是个玩具一样。当她澄清这一点时，查理说“是的”，然后继续说下去。B女士感觉自己被抛在了后面，然后提议让查理画出巴纳比的样子。

查理似乎有一些不情愿，但还是照办了。他重复说，外星人有一个大大的脑袋和瘦长的身体。B女士提醒他说，他以前似乎谈到过自己的身体也是瘦瘦的，并问他是否还记得。他说“不”，然后是一段令人尴尬的沉默。

B女士询问查理是否记得上次来过她这里；他笑了笑说：“是的，我们谈了很多有毒的东西。”他再一次陷入沉默。尴尬再一次袭来，过了一会儿，B女士问他在想些什么。“是的，”他说，“事情是这样的，我和我的伙伴（partner）在那儿，我对他说，‘你愿意来参加我的聚会（party）吗？’我的伙伴说，‘嗯，我可能想去，也可能不会想去。’我说了一件事，我的伙伴就会说两件事，然后我会说三件事。”他用手比画着，好像两个人在轮流说话。B女士想要回应，但还没来得及说完，查理就说：“是的。”

大约这样进行了20分钟，他所说的事情似乎完全没有办法让人理解。当B女士询问假期之后再次见到他的朋友们是什么感觉时，他回答说：“是这样的，有一个男孩沿着路一直走，然后他觉得累了，然后他突然遇到了一个男人，这个男人说：‘我会成为你的父亲。’”查理似乎觉得这是一个非常恰当的回答。B女士感觉查理似乎过于焦虑而无法听到她所说的话。他对于问题的回应总是点着头说“是的，是这样的”，然后说出一些看起来毫无意义、离奇古怪、支离破碎的想法、词语和句子。B女士开始警觉起来，思考查理的行为表现是否有精神病性的特征［譬如有音韵相似的词语：伙伴（partner）和聚会（party）］。

每当有沉默发生的时候，他就看着B女士，说道：“哦，不，一切又混在一起了。”他重复说着，他的头太大了，里面全是混在一起的东西。当B女士询问查理的假期情况时，他回答说：“我的牙齿松动了。”然后开始数他在不同的地方待了多少天。B女士感到茫然困惑。当查理说他喜欢自己一个人来这里，也喜欢和他家人一起来的时候，她感到很惊讶。当他谈论玩电脑的时候，她感觉自己的心沉了下去；但当他谈到他的猫的时候，说那是一只很柔软的、喜欢被抚摸的猫，她又感觉松了一口气。

这次会谈展现了患有严重的阿斯伯格综合征的儿童的言语中经常传达出的极大的迷失感和恐慌感（Rustin，1997；Youell，1999）。事实上，查理能够用语言来描述，当沉默发生的时候一切是多么地“混乱”，而家庭关系看起来是多么地任意武断（“他遇到了一个男人，这个男人说：‘我会成为你的父亲’”），以及他在这个世界上感觉多么陌生怪异（Shuttleworth，1999），他的大脑袋里满是混杂的东西。与他的嘴部缺失一部分有关的焦虑（Tustin，1972）与假期有关（松动的牙齿），而他不得不通过重复地说自己假期在哪个地方待了几天来安慰自己。这与他提到电脑时使人联想到的令人沮丧的气氛相关联。查理的“是的”，并不是在表达经过思考的同意；而这似乎是一种与治疗师连结的方式，也是一种避开沉默时陷入恐慌的方式。

虽然一次访谈并不足以确定，但也强烈地表明了，查理的行为举止像是一个带有明显的偏执性焦虑的阿斯伯格综合征儿童（他之前提到过“有毒的东西”）。他能够知道哪些东西在他的头脑中，哪些东西存在于外在现实之中，但也仅仅只是知道而已，而且需要努力才做得到。分离的经验让他感到恐慌，他通过古怪的方式来保护自己免于体验到这种恐慌：也无怪乎他无法在学校吸收所教授的东西。选择性缄默因此看起来像是一种控制恐慌的极端手段——通过完全控制自己与他人的任何接触。事实上，选择性缄默的儿童常常感到自己完全无力；同时，他们的症状也让其他人有同样的感受（Kolvin et al.，1997）。

根据他父母所提供的信息，查理的困惑可以更好地得到理解。这个家庭的父母双方都有双胞胎孩子；因为查理和杰克的出生时间非常地接近，“双胞胎”似乎被再现（re-act）了，而这也与 B 女士难以区分他们有关。鉴于跨代际的问题，家庭会谈似乎被认为是个体工作不可或缺的前奏。一些可以让人感到谨慎乐观的理由是：查理对他的猫的爱（尽管这些只是以纯粹感官层次的表述来表达的）；B 女士与他在一起时被激发的温暖感觉；以及他能够说出他喜欢来治疗，无论是与家人一起还是自己一个人。然而，我们需要充分地探讨，在多大程度上可以帮助查理与他的父母建立起情感联系；以及在多大程度上他们能够理解他的恐慌感，并认识到自己在帮助查理上扮演着至关重要的角色。

一例“轻度”沟通障碍的案例

我想描述的最后一个案例是关于哈利的，一个我在婴幼儿心智健康中心（Under-Fives Consultation Service）见到的小男孩。他的母亲和学校担心他似乎被其他孩子吓坏了，他很容易被霸凌，而且不和他不太认识的人说话。尽管一旦他放松下来之后就可以表达得很顺畅，但是他的家族史（他的父母是来自南美洲的难民；他的父亲在他 2 岁的时候突然去世，他的母亲和外婆的关系很糟糕）充分地暗示，有必要进行进一步的评估。

我一起见到了哈利和他的母亲，C女士动情地谈着她对哈利的关心，以及独自抚养他长大的艰辛。她一直想要亲近母亲，也希望母亲能够给她提供支持；但是她觉得很多时候她们是在争夺哈利的爱。在此期间，哈利画了一个十字路口，有着非常大的交通灯。我说，似乎哈利一直在听我们的谈话，似乎也在告诉我们，需要有人来调节母亲和外婆之间的关系，这样就不会有人受到伤害了。他的母亲被感动了，哈利也短暂地加入了谈话，然后又回到了他的绘画上。至少，在一个可以起到催化作用的人在场的情况下，母子之间的沟通似乎没有什么问题。

当我单独见哈利的时候，他又提到了母亲和外婆之间的争执："我只是置身事外地避开"。他说他想要画一座房子，但是犹豫是否要从盒子里拿一支水彩笔。我询问他是否担心会留下空隙，他点了点头，自己拿起笔开始画了起来。当他画画的时候，他谈到和朋友一起去墓地，在坟墓周围闲逛，既希望又害怕会遇见一个鬼魂。我在想这是否与他父亲的突然死亡有关系。"他突然头晕，然后摔倒了"，哈利说道。他开始按玩具屋上的门铃，说里面没有人；然后变得困惑起来，并且说外面没有人。我将他按门铃和他与母亲来到前台时按铃联系起来，他需要确定有人会在那里。而当我和他说，我还会再见他和他的母亲时，他高兴地笑起来了。

我初步的假设是，哈利认同了他母亲心中的父亲的幽魂（Sherwin-White，1997；K.Barrows，1999），这与他抑制自己去拿水彩笔相关联。

哈利回应他人的能力毋庸置疑，而C女士发觉自己很难不在场陪同，所以我邀请她和哈利一起来参加会谈。但是C女士单独出席了，这加强了我的印象，即期望她支持哈利的治疗可能是不现实的。当谈及她丈夫的去世时，她突然在我眼前从一个充满活力、迷人的女人变成了一尊哀伤的雕像，完全无法被触及。我意识到，哈利的家有时一定感觉很空。

> 在休假之后，C女士错过了好几次会面预约。然后，她与哈利以及她的新男友一起前来。哈利看起来似乎因为他母亲生活中出现了一个男人而有所变化：他径直走向水彩笔，给飞机着了色，并向我们展示了他可以让它飞得很好。当我将此联系到他对妈妈和她男友这对伴侣的体验时，他们说他们需要帮助来处理他们的关系，以便能够经受住哈利不可避免的怨恨。然而，他们并没有来参加下次会谈。当我得知，这位男友随后遭受了一次严重的精神崩溃，并用暴力威胁了C女士，他们的缺席就不难理解了。

这个评估说明了，看似轻度的沟通障碍案例背后，也可能存在着严峻复杂的家庭困难。治疗对于哈利来说显然不是一个选项。我与他的老师联系后发现，她急于为他找到帮助，但当时在学校内没有提供治疗性工作的可能性；而鉴于C女士难以支持诊所的治疗计划，在学校里进行干预已经是最可能成功的干预措施了。我曾就暴力威胁的议题与C女士的全科医生（GP，General Practice）联络，他告诉我C女士的父亲是被杀害的，而她母亲在南美洲曾遭受折磨——不止一代人背负着幽魂与空房子的困扰。最后，我建议C女士应该定期与健康访视员①（health

① 英国的健康访视员是经过培训的护士或助产士，从产前到孩子满5岁时定期访视新生儿的父母，以为家庭提供支持与专业建议。——译者注

visitor）联系，也明确地对她说，如果她愿意，随时可以回来进行治疗。我希望我和全科医生的合作可以给她带来一些支持。

总结性反思

孤独症谱系障碍位于心理治疗、儿童发展研究和神经学三个领域的交汇之处（Alvarez，1999b；Schore，1994；Tustin，1994）；沟通障碍则一般涉及复杂的家庭议题。每个孩子独特的人格和家庭环境具有极高的重要性（Alvarez & Reid，1999）。在评估中，重要的是要记住，我们对于这些状况往往知之甚少，并记住不要试图去过多预测至少需要经历几个月周密、艰苦的工作才能证实的内容（Reid，1999ab）。与这类儿童一起工作的丰富经验，使我们在评估过程中更容易保持这样的立场。

在评估之后将治疗工作转移给有空余时间的治疗师（他们不需要有特别丰富的经验，只要他们有兴趣并且得到良好的支持）时，只要转移工作处理得当，通常不会有太大的问题。即使是对于有孤独症谱系障碍的儿童来说，在评估阶段所展开的建立关系的新可能性，看起来也会大于更换治疗师所带来的丧失。（在塔维斯托克诊所的儿童与家庭部门，有一位评估人员是资深的专业人士，其会通过定期联合回顾的方式跟进家庭的治疗进展。）

对于大多数患有孤独症谱系障碍或者广泛性发展障碍的儿童来说，高频治疗（每周至少三次）是必要的，尽管有些人只能做到一周两次或者甚至是一次。对于许多选择性缄默的儿童来说，一周一次的频率已经足够，尽管查理（本章所描述的案例）可能需要每周至少两次的治疗来解决他极端的困惑感和阿斯伯格综合征样的行为。至于哈利，他能够长期维持联系的能力表明，如果治疗能够建立起来，一周一次可能就足够了。与这些孩子的父母平行进行工作，显然是不可缺少的，这既是为了帮助他们支持治疗，也是为了鼓励他们发展更为寻常、更有希望的方式来与自己的孩子相处。

即使有着这些局限性，针对沟通障碍患者的心理治疗，尤其是那些年幼的儿童，其结果也可能是非常有意义的。

（封钢　译）

感谢

我非常感谢吉莉安·英戈尔（Gillian Ingall）、朱莉·郎（Julie Long）和格拉汉姆·舒尔曼（Graham Shulman）允许我引用他们的临床工作。

参考文献

Alvarez, A. (1992). *Live Company*. London and New York: Routledge.

—(1999a). 'Addressing the deficit: developmentally informed psychotherapy with passive, 'undrawn' children'. In A. Alvarez & S. Reid (Eds.), *Autism and Personality: Findings from the Tavistock Autism Workshop*. London and New York: Routledge.

—(1999b). 'Disorder, deviance and personality: factors in the persistence and modifiability of autism'. *Ibid.*

Alvarez, A. & Reid, S. (Eds.). (1999). *Autism and Personality: Findings from the Tavistock Autism Workshop*. London and New York: Routledge.

Arons, M. & Gittens, T. (1992). *The Handbook of Autism: A Guide for Parents and Professionals*. London and New York: Routledge (Second Edition, 1999).

Barrows, K. (1999). 'Ghosts in the swamp: some aspects of splitting and their relationship to parental losses'. *International Journal of Psycho-Analysis*, 80: 549-62.

Barrows, P. (1999). 'Brief work with under-fives: a psychoanalytic approach'. *Clinical*

Child Psychology and Psychiatry, 4: 187-200.

Bettelheim, B. (1967). *The Empty Fortress*. New York: The Free Press.

Bion, W.R. (1962). *Learning from Experience*. London: Heinemann Medical; (repr. London: Karnac Books, 1984).

Boston, M. & Szur, R. (Eds.). (1983). *Psychotherapy with Severely Deprived Children*. London: Routledge and Kegan Paul; (reprinted London: Karnac Books, 1990).

Britton, R. (1989). 'The missing link: parental sexuality in the Oedipus complex'. In J. Steiner (Ed.), *The Oedipus Complex Today*. London: Karnac Books.

—(1998). *Belief and Imagination*. (New Library of Psycho-Analysis). London and New York: Routledge.

Delion, P. (2000). 'Applying Esther Bick's method of infant observation to toddlers at risk of autism'. *International Journal of Infant Observation*. in press.

Earnshaw, A. (1994). 'Autism: a family affair?'. *Journal of Child Psychotherapy*, 20: 85-102.

Fonagy, P., Steele, M., Moran, G., Steele, H. & Higgitt, A. (1993). 'Measuring the ghost in the nursery: an empirical study of the relationship between parents' representations of childhood experiences and their infants' security of attachment'. *Journal of the American Psychoanalytic Association*, 41: 957-89.

Fraiberg, S., Adelson, E. & Shapiro, V. (1975). 'Ghosts in the nursery: a psychoanalytic approach to the problems of impaired infant-mother relationships'. *Journal of the American Academy of Child Psychiatry*, 387-422; (repr. in S. Fraiberg (Ed.), *Clinical Studies in Infant Mental Health*. London: Tavistock, 1980).

Grotstein, J.S. (1997). 'One pilgrim's progress: notes on Frances Tustin's contributions to the psychoanalytic conception of autism'. In T. Mitrani & J.L. Mitrani (Eds.), *Encounters with Autistic States: A Memorial Tribute to Frances Tustin.* Northvale, N.J. and London: Jason Aronson.

Haag, G. (1991). 'Some reflections on body ego development through psychotherapeutic work with an infant'. In R. Szur & S. Miller (Eds.), *Extending Horizons: Psychoanalytic Psychotherapy with Children, Adolescents and Families*. London: Karnac Books.

—(1997). 'Psychosis and autism: schizophrenic, perverse and manic-depressive states during psychotherapy'. In M. Rustin, M. Rhode, A. Dubinsky, & H. Dubinsky (Eds.), *Psychotic States in Children.* Tavistock Clinic Series. London: Duckworth.

Kanner, L. (1943). 'Autistic disturbances of affective control'. *Nervous Child*, 2: 217-50.

Klauber, T. (1998). 'The significance of trauma in work with the parents of severely disturbed children, and its implications for work with parents in general'. *Journal of Child Psychotherapy*, 24: 85-107.

—(1999). 'The significance of trauma and other factors in work with the parents of children with autism'. In A. Alvarez & S. Reid (Eds.), *Autism and Personality: Findings from the Tavistock Autism Workshop.* London and New York: Routledge,1999.

Klein, M. (1928). 'Early stages of the Oedipus conflict'. In *The Writings of Melanie Klein Vol.1*. London: Hogarth Press, 1975.

Kolvin, I., Trowell,J., LeCouteur, A., Baharaki, S. & Morgan,J. (1997). 'The origins of selective mutism: some strategies in attachment and bonding research'. In G. Forest (Ed.), *Association of Child Psychology and Psychiatry*, Occasional Paper No. 14: Bonding and Attachment. London: Association of Child Psychology and Psychiatry, pp. 16-25.

Meltzer, D. (1975). 'Mutism in autism, schizophrenia and manic-depressive states - the correlation of clinical psycho-pathology and linguistics'. In D. Meltzer, J. Bremner, S. Hoxter, D. Weddell, & I. Wittenberg (Eds.), *Explorations in Autism.* Strath Tay: Clunie Press.

Papousek, M. (1992). 'Parent-infant vocal communication'. In H. Papousek & U. Jurgens, (Eds.), *Nonverbal Vocal Communication.* Cambridge: Cambridge University Press.

Perry, B.D., Pollard, R.A., Blakley, T.L., Baker, W.L. & Vigilante, D. (1995). 'Childhood trauma, the neurobiology of adaptation and 'use-dependent' development of the brain: how 'states' become 'traits'. *Infant Mental Health Journal, 16:* 271-91.

Reid, S. (1999a). 'The assessment of the child with autism: a family perspective'. *Clinical Child Psychology and Psychiatry*, 4: 63-78.

—(1999b). 'The assessment of the child with autism: a family perspective'. In A. Alvarez & S. Reid (Eds.), *Autism and Personality: Findings from the Tavistock Autism Workshop.* London and New York: Routledge.

—(1999c). 'Autism and trauma: autistic Post-Traumatic Developmental Disorder'. In A. Alvarez & S. Reid (Eds.), *Autism and Personality: Findings from the Tavistock Autism Workshop.* London and New York: Routledge.

Rhode, M. (1996). 'Different responses to trauma in two children with autism'. Unpublished paper presented to conference on Trauma, Tavistock Society of Psychotherapists, Child and Adolescent Division, Tavistock Clinic, London, September 1996.

—(1997). 'Going to pieces: autistic and schizoid solutions'. In M. Rustin, M. Rhode, A. Dubinsky, & H. Dubinsky (Eds.), *Psychotic States in Children.* Tavistock Clinic Book

Series. London: Duckworth.

—(1999). 'Echo or answer? The move towards ordinary speech in three children with autistic spectrum disorder'. In A. Alvarez & S. Reid (Eds.), *Autism and Personality: Findings from the Tavistock Autism Workshop*. London and New York: Routledge.

Rustin, M. (1997). 'Rigidity and stability in a psychotic patient: some thoughts about obstacles to facing reality in psychotherapy'. In M. Rustin, M. Rhode, A. Dubinsky, & H. Dubinsky (Eds.), *Psychotic States in Children*. Tavistock Clinic Series. London: Duckworth.

Schore, A. (1994). *Affect Regulation and the Origin of the Self: The Neurobiology of Emotional Development*. Hillsdale, N.J.: Lawrence Erlbaum.

Segal, H. (1957). 'Notes on symbol formation'. *International Journal of Psycho-Analysis,* 38: 391 - 7; also in *The Work of Hanna Segal*. New York: Jason Aronson,1981; (repr. in paperback, London: Free Association Books, 1986).

Sherwin-White, S. M. (1997). 'The ghost is coming: the fear of annihilation in a nine-year-old boy'. In M. Rustin, M. Rhode, A. Dubinsky, & H. Dubinsky (Eds.), *Psychotic States in Children*. Tavistock Clinic Series. London: Duckworth.

Shulman, G. (1997). 'I want to be myself'. In D. Snyder (Ed.), *Counselling Case Histories in Communication Disorders*. London: Whurr Publications.

Shuttleworth, J. (1999). 'The suffering of Asperger children and the challenge they present to psychoanalytic thinking'. *Journal of Child Psychotherapy*, 25: 239-65.

Sinason, V. (1986). 'Secondary mental handicap and its relation to trauma'. *Psychoanalytic Psychotherapy*, 2: 131-54.

Stern, D. (1985). *The Interpersonal World of the Infant*. New York: Basic Books.

Tischler, S. (1979). 'Being with a psychotic child: a psycho-analytical approach to the problems of parents with psychotic children'. *International Journal of Psycho-Analysis*, 60: 29-38.

Trevarthen, C. (1993). 'The self born in intersubjectivity: the psychology of an infant communicating'. In U. Neisser (Ed.), *Ecological and Interpersonal Knowledge of the Self*. New York: Cambridge University Press.

Trevarthen, C. & Marwick, H. (1986). 'Signs of motivation for speech in infants, and the nature of a mother's support for development of language'. In B. Lindblom & R. Zetterstrom (Eds.), *Precursors of Early Speech*. Basing-stoke: Macmillan.

Tustin, F. (1972). *Autism and Childhood Psychosis*. London: Hogarth Press.

—(1981). *Autistic States in Children*. London: Routledge. Revised Edition, 1992.

—(1986). *Autistic Barriers in Neurotic Patients*. London: Karnac Books.

—(1990). *The Protective Shell in Children and Adults.* London: Karnac Books.

—(1994). 'Autistic children who are assessed as not brain-damaged'. *Journal of Child Psychotherapy.* 20: 103-31.

Wing, L. & Attwood, A., (1997). 'Syndromes of autism and atypical development'. In D. Cohen & A. Donnellan (Eds.), *Handbook of Autism and Pervasive Developmental Disorders.* New York: Wiley.

Youell, B. (1999). 'Matthew: from numbers to numeracy: from knowledge to knowing in a ten-year-old boy with Asperger's Syndrome'. In A. Alvarez & S. Reid (Eds.), *Autism and Personality: Findings from the Tavistock Autism Workshop.* London and New York: Routledge.

第二章

边缘型儿童

——辨别能力的紊乱与缺陷

安娜·阿尔瓦雷茨（Anne Alvarez）

引言

在介绍本章的主题之前，先谈谈不属于本章要讨论的议题，也许是很重要的。这一章并不是讨论哪些边缘型[①]精神病性（borderline psychotic）、精神变态[②]性（psychopathic）或者精神病性（psychotic）儿童能够“利用”心理治疗。第一，这是因为要预测改善的程度是非常困难的。作为患者的治疗师，可能有很多是因为我们自己的失误，未能理解他的沟通本质，或者未能理解他真实的原初病理水平，从而导致改善程度较低。外在的原因也可能影响疗效的好坏。我想，我们经常会对严重受损的儿童或者青少年在治疗中的表现有多好而感到惊讶。在感受性硬化[③]（hardened）的孩子身上，第三节评估会谈或第三十三节治疗会谈，在展现新的感受性（sensitivities）方面，可能与第一节、第二节极为不同。另一种可能是，在一个看起来仅仅是神经症性水平，只

① 边缘型，是指介于神经症性与精神病性之间，其核心的概念是一种病理性的严重程度以及自我功能水平，是一种广泛的疾病分类。如后文所述，此类患者的特质是辨别能力障碍，以及自我与客体的缺损。——译者注

② 精神变态者（psychopath），是指那些行为方式冷酷无情、缺乏情感以及道德感的人，有时候它也与“反社会者（sociopath）”意指相似的特质，但其并不是精神障碍的诊断类别。——译者注

③ 感受性硬化，是指在经历过很多负面体验之后，个人不再感到难过或受惊吓了。——译者注

是让人觉得有一点儿奇怪的孩子身上，随着治疗的开展却可能揭示出令人震惊的精神错乱的方面。因此，预测得过多可能是危险的。然而，可能做到的是，在评估阶段结束的时候，通过关注以下三个主要的功能领域对孩子病情的程度与类型进行描述，即：自我（ego）的发展水平，自体感（sense of self）的本质，以及"内在客体"或者"表征性他者[①]（representational other）"的本质。这可能揭示出儿童是处于神经症-精神病连续谱（一个过度简化的概念）上的哪个位置；也可能揭示出其压倒性的焦虑、被迫害感、偏执、绝望的程度，冲动性、精神变态、倒错、成瘾的程度，以及思维障碍的程度；也许也能够揭示出这些失调的慢性或急性性质。这样的评估可能会在一定程度上显示出，儿童要达到正常发展水平可能需要走多远；但遗憾的是，评估几乎无法预知儿童与他的治疗师进展的速度会有多快，也不知道前面的探索道路可能有多曲折。

我们无法轻易确定哪些有严重心理失调的儿童或者青少年应该被排除在治疗机会之外的第二个原因，与我们如何定义"利用心理治疗"这句话有关。我的经验是，我们可以以某种方式帮助大多数的儿童，即使是严重精神病性的儿童也一样。我们可能无法让他们都进入主流的学校进行学习；我们可能无法帮助他们建立正常的同伴关系，也可能无法让他们有能力建立适当的成人社会关系或为人父母。但是，或许我们可以改善这些孩子以及他们的照料者的生活质量。他们可能会为发展出的学习能力而感到自豪，之后，找到一份工作；他们最终也许不需要成年后在监狱或者精神病院里度过余生。我们也许可以让这些孩子更加快乐，减少自杀或者杀人的风险。精神错乱或失控程度较高（madder or wilder）的孩子可能无法"利用"传统意义上的心理治疗，以带有觉察能力且有目的性地致力于对自我的认识；他们可能甚至无法在治疗中"工作"，但他们可能以一种深刻并具有疗愈性的方式，被涵容并被治疗所改变。

---

① 表征性他者，是指对于内在客体或者功能的一个代指客体。——译者注

他们中许多人在学习能力和社交能力方面都取得了重大的进展，所以我们也不能太悲观。对有严重心理紊乱的儿童的评估，需要与其家庭讨论他们病情的程度；他们心理紊乱的亚类型（sub-type）；以及他们的家人或照顾者是否能够承诺投入治疗，而照料者承诺投入与否，是关于可治疗性的一个重要警示条件。

由于孩子无法自行前来参与治疗，所以在把宝贵的心理治疗资源给孩子之前，必须仔细评估儿童的治疗将会得到的支持的程度。主要的照顾者需要有能力维持长期治疗的投入（两年以上）、确保治疗的规律性；即使是对年龄较大的青少年，照顾者也需要能够对他们在治疗假期期间的额外需求保持警觉。我认为，一旦涉及边缘水平的疾病，比如严重的抑郁症、严重的人格解体（depersonalisation）或冲动性，或者伴随妄想或幻觉的真正精神病性问题，对他们负有责任的家庭或机构都应该参与治疗，即使患者是年龄较大的青少年。罗森菲尔德（Rosenfeld，1987）认为，家庭的支持对成年精神分裂症患者的分析工作非常重要。这同样适用于精神病性或者边缘水平的青少年，因为他们的疾病可能暗示着其人格的部分领域极度婴儿化。

值得补充的是，这一规则也有一些例外。一些严重心理紊乱的儿童也许能够设法从中断或者缺少外在支持的治疗中获益。一些患者给人带来这样的感觉，似乎他们的整个人生都在等待着被人理解，并且能够快速地进入全新的航线，从那里他们能够开始驶向好的客体，开启良性循环。这些孩子中的一部分能够在评估中被识别出来，但是他们可能难以与另一些孩子相区分。对于后者来说，评估阶段是一段蜜月期，但他们随后被揭示出的痛苦是持久且深刻的。与所有这些孩子的工作都充满着深刻的意外，而几乎每一句关于他们的表述或概括都需要附加的限制条件。

以“评估”来称呼这些会谈，从某种程度上来说并不正确。因为在塔维斯托克的临床实践中，这些会谈其实是治疗性咨询（therapeutic consultation）。即使只是试探性的和探索性的，在“评估”阶段结束之前，甚至是在已经确定患者会被转交给一位长程治疗的治疗师的情况下，对儿童或青少年以及他们家庭在此阶段所做的干预，都可能会给患者的功能带来戏剧性的变化。这种改善可能包含功能的发展，其在一个更为成熟、复杂、结构化的人格中通常被称为“防御”；但是对于精神病性或者边缘型精神病性、受创伤或者受虐待的儿童来说，它可能需要一个更好的名称，要能够强调这种改善具有保护性，甚至是约束性[①]（restraining）和发展性性质的元素。有关发展的一些概念，例如不成熟（immaturity）、虚弱的自我发展（weak ego development），缺陷（deficit，Kohut，1985），心理平衡（equilibrium，Joseph，1989），对于理解这类孩子非常有帮助，因为它们为我们提供了一种观感：这些儿童的问题来自哪里，更重要的是，他们还有哪些发展进程尚未达到。

边缘型精神病的诊断与描述的相关问题

边缘型精神病性儿童，可能会有一些最低程度的或者非常脆弱的自我发展，他们与精神病性儿童有许多共同点，但后者的自我几乎不可见。很遗憾，在没有精神分析取向受训背景的儿童精神科医生中，边缘型精神病的诊断并未广泛地被使用。它完全没有出现在第九版的《国际疾病分类》（*International Classification of Diseases*，9th. Revision；ICD-9）中；而在美国精神病学协会（American Psychiatric Association）的《精神障碍诊断与统计手册》第四版中，它作为成人人格障碍的一个亚类型被包含在内，在此引用其主要特征为“一种弥漫性模式，表现为不稳定的人际关系、自我形象（self-image）和情感，以及明显的冲动

① 这里是指对于内在的冲动能够有所约束或抑制。——译者注

性……”。在这里，与精神病的关联是缺失的；而在涉及儿童和青少年的章节中，甚至连边缘型人格障碍的诊断也是缺失的。这些遗漏可能会在诊断和预防严重精神障碍和行为障碍上带来损失。我在广义上使用“边缘型精神病”这个术语，其中包括其他的人格障碍亚类型，比如强迫型（compulsive）、反社会偏执型（antisocial paranoid），分裂样（schizoid）以及回避型（avoidant）等。我认为，精神病学分类系统太过宽泛地使用“精神病性”这个词来描述没有非常明显症状的儿童，这是不太适当的，部分是由于这个词在非专业人士（以及以器质性思考角度为主的精神病学）的认识中，仍然带有贬义性的联想。对于精神分析取向的心理治疗师来说，人格中总是包含着精神病性元素的这一观念，或者每个人的生命中（但愿是短暂的）精神病性思维状态的证据，都非常普通，所以我们不会觉得“精神病性”这个标签比“人格障碍”更具贬义性。

大多数精神分析作者担心，人们会倾向于将边缘型患者描述为存在于精神病和神经症的连续谱之上。这一纵向维度，既描述了病理的程度也描述了自我功能的水平。作为一个在未知领域中的粗略指引，它是非常有帮助的，但它不应该使我们的视野变得局限。对于大多数作者来说，它们实际上指的是非常宽泛的一系列疾病。而在水平轴上，类别（categories）有时似乎包括了一切，从精神变态性性格障碍（psychopathic character disorders），到不成熟的人格、自恋性障碍，到伴随精神病性特征的严重神经症性障碍、极度严重的抑郁症，直到曾经被称作潜隐性精神分裂症（latent schizophrenia）但自 20 世纪六七十年代起更多地被称作边缘型精神分裂症（borderline schizophrenia，Le Boir & Capponi，1979）的障碍。儿童和青少年心理治疗师可能还想要再加上经历终身抑郁、绝望或长期恐惧状态的儿童，比如许多遭受严重剥夺、虐待和创伤的儿童；这些儿童有时与精神病性儿童有某些共同点，但在另外一些方面，他们又与后者以及与边缘型成人有着非常大的区别。童年早期的慢性抑郁性崩溃（depressive collapse）或持续恐慌（permanent terror)，可能导致情感生活的麻木以及自我发展的受损，其严重程度远超那些有时高功能，但更为公开地表现出紊乱的边缘型成人。对儿童的诊断，可能过多地受到成人分类系统的影响。儿童时期未得到治疗的严重边缘型精神疾病，可能会导致成年后全面的精神疾病。

发展性缺陷的若干普遍性议题：人格中积极部分的缺陷

边缘型儿童与边缘型成人的第二个重要区别是，儿童中的精神病性障碍，无论是暂时性的，或只是体验到精神病性状态的威胁，几乎总是干扰着正常的心理发展，并导致发展性停滞和认知缺陷。在一些明显的精神病性儿童或者青少年身上，这种发展停滞和缺陷甚至比边缘型儿童或青少年更明显，因为在后者身上存在着一些自我发展和正常心智功能的能力。对于边缘型和精神病性患者两者来说，失调和障碍可能总是伴随着人格各个方面的延迟和缺陷，比如：在自我功能层面；在自体层面，以及自体的身份认同感，自体去爱的能力，去享受的能力，去感受自尊的能力；以及在超我层面和内在客体层面。患者从偏执状态恢复至积极和充满信任的客体关系状态，很少是故事的结局：患者可能会退回他所熟悉的不信任他人的状态，未必是因为他忽然又感觉到了被迫害，而是也有可能因为他不知道如何处理这些可能相当不熟悉的良好感觉。对他们来说，调整和调节由一个令人兴奋的客体所带来的唤起状态时的困难，不同于处理由一个迫害性客体所引发的恐惧与憎恨时的焦虑；但前者可能与后者一样都是一个难题。患者也许不是在"转身离开（turning away）"我们，他们只是在尝试以自己唯一知道如何做的方式，来让自己冷静下来。患者人格中的积极一面可能*发展不足*（underdeveloped），而被迫害性（persecutory）的一面则*过度发*

展（overdeveloped）。这些困难，即使在偏执或抑郁情绪消退后仍然存在，它们与每个新生儿在处理自身经验时所面临的问题并无二致。发展心理学的学者对后者进行了大量的研究，他们探索了婴儿自我调节的能力［例如凝视回避（gaze-avoidance）］，以及母亲在这一过程中在帮助引导婴儿的沟通系统和发展自主感（sense of agency）上所起的重要作用（Brazelton，1974；Stern，1985）。

到目前为止，我提到了自我与自体发展上的问题，但也可能存在与客体相关的缺陷。比昂（Bion，1962）、罗森菲尔德（Rosenfeld，1987）和约瑟夫（Jeseph，1978）探索了客体涵容功能的缺陷，虽然他们没有使用这个科胡特学派的术语“缺陷”（Kohut，1985）。我将用这个词来强调在发展上缺少了什么东西，但不否认这样的缺陷可能会出于破坏性或倒错性动机而被滥用，也不是要去忽视冲突、焦虑、障碍或者偏离常态的重要意义。

辨别边缘型儿童的发展性缺陷与防御

来自安娜·弗洛伊德学派、自体心理学和主体间学派的观察

20世纪60年代，来自现在的安娜·弗洛伊德中心（Anna Freud Centre）关于边缘型人格的工作坊中的两篇开创性论文，清楚地阐述了发展性观点，尽管他们使用的术语是“缺点（fault）”和“异常（deviance）”而不是缺陷（deficit）。库特·罗森菲尔德和斯普林斯（Kut Rosenfeld & Sprince，1963）的结论是：①这类儿童的功能处于前俄狄浦斯水平；②他们的自我功能不完善（faulty），但有时是高功能的（这不同于明显的精神分裂症儿童）；③焦虑的特征是原始的

失整合（disintegration）和湮灭（annihilation）体验，信号焦虑（signal anxiety）本身带来的体验是淹没性的威胁而不是一种警告；④他们也强调了其"客体表征的不稳定性，客体投注（object cathexis）无法稳定维持，以及易于对客体形成认同"。然而，内化的能力部分存在，使这些儿童与精神分裂症儿童可以明确相辨别。在第二篇文章（Kut Rosenfeld & Sprince，1965）关于治疗中的技术问题一文中他们提出，边缘型儿童倾向于将诠释视为一种纵容，这使得他们的潜意识幻想和焦虑都毫无控制地增加。他们的结论是，促进防御机制是必要的——因为在神经症儿童身上，他们会试图抵消这些防御，比如压抑和置换。我们还可以投入其他需要促进的过程，比如投射性认同和分裂（Alvarez，1992，Ch.6），这两者我在其他文章中以这些孩子非常需要的"视角交换[①]（perspective）"和必要的"替换（replacements）"重新定义了这两个术语（Alvarez，1992，Ch.12）。

海吉斯（Hedges）是一位对科胡特的自体心理学感兴趣的美国分析师，他探索了这类患者的治疗目标，并指出："应该说，对边缘型群体的治疗目标是构建自我（ego-building），但是这不意味着治疗师应该或者需要去构建任何东西（Hedges，1983）。"而我要补充的是：对边缘型群体的治疗也需要构建客体（object-building），但是这不意味着治疗师应该或者需要去构建任何东西。史托罗楼和拉赫曼（Stolorow & Lachman，1980）在他们的《对发育停滞的精神分析》（*The Psychoanalysis of Developmental Arrest*）一书中指出，区辨以下两者是重要的，主要作为防御在起作用的心智活动（例如自恋或投射），和表面上与防御类似的活动，它可以更精准地被理解为防御发展的前一阶段的

---

① 视角交换在作者的用语里是指，婴儿和母亲在最初互动中，母亲通过视觉、触觉等原初的身体互动方式，来感受婴儿的感受和想法，使婴儿可以从一个"视角交换"的过程中认识自己的感受。对于边缘型儿童，他们需要把难以承受的方式内摄回来，进而能够自己拥有（own）此感受。具体的内容请参考作者的《有生命力的陪伴》（*Live Company*）一书第六章的具体描述。——译者注

阻滞性残余，其特征是发展中的内在世界在结构化上的缺陷。关于技术性问题，他们写道："当分析师把患者实际感受到的发展性需求解释为阻抗时，患者往往会把这种诠释体验为共情失败、一种背叛感、一种自恋性伤害（Stolorow & Lachman，1980，p.112）。"这个提醒对评估过程与治疗过程同等重要。

克莱因工作的启示："偏执–分裂心位"的防御：分裂、理想化、躁狂以及强迫，作为必要的发展成就

克莱因在《躁狂－抑郁状态的心理发生》（*Psychogenesis of Manic-Depressive States*，Klein，1935）和《哀悼及其与躁狂－抑郁状态的关系》（*Mourning and its Relation to Manic-Depressive States*，Klein，1940）中，首次概述了偏执心位和抑郁心位的概念。在费尔贝恩（Fairbairn，1941）理论的基础上，克莱因（1946）在偏执心位（paranoid position）的概念中加入了分裂（schizoid）的内容。该心位中分裂端的特征，被认为是过度的分裂（splitting）和碎片化（fragmentation）、过度投射——她还增加了投射性认同（projective identification）这个概念——它们导致了虚弱的自我和对好客体薄弱的信任。格罗特斯坦（Grotstein，1981）指出，在病理性状态下许多症状可能随之而来，包括恰当情绪感受的丧失和困惑感；而正常的婴儿体验到的是无助感和相对的未整合感（unintegration）。这是一种警告，提示我们有必要在严重紊乱的儿童中去区分，哪些领域显示出发育迟缓，哪些区域则显示出障碍或异常。在偏执心位，克莱因描述了自体和客体均过度分裂为好的和坏的，从而导致了过度的理想化和过度的迫害感。她描述了将自体坏的部分投射到客体之中，以及由此所产生的恐惧或者偏执的感受。受迫害的感觉螺旋式扩大，这是由于迫害焦虑被投射进入客体，然后新的坏客体被重新内摄进入自体；这引发了再次投射的需要，以此类推。但是需要记住，在

她 1946 年的论文脚注中，克莱因还写道，自体好的部分也可能被过度地投射，从而削弱自我，并感觉被客体的好与价值所吞噬。这一现象是偏执心位的特征，即个体将内在坏的部分投射出去。将内在的“好”持续地投射出去也会产生恶性循环，这在一些少年犯以及无疑在许多非常抑郁的儿童身上都可以观察到：他们可能感到没有能力满足一个非常有需求的（needy）或受损的客体的要求，这个（内在）客体被感觉为超出了他们修复的能力。这种绝望感铺天盖地，自体和客体的所有部分似乎都被其吞没了。同样重要的是要考虑到，在一些非常紊乱和匮乏的儿童中，他们自体中好的部分以及对好客体的信念可能不一定会被投射出去；相反，它们有可能严重地发育不足。

克莱因（Klein，1940）和汉娜·西格尔（Hanna Segal，1964）认为，正是理想客体以及个体力比多冲动（libidinal impulses）的***力量***（strength），使得迫害性客体关系得以整合，并由此从偏执 - 分裂心位转向抑郁心位。在他们的这一论断中，显然蕴含着重要的发展性意义。然而，在许多边缘型儿童身上，正是这种力量并不是那么理所当然。对理想客体的内摄以及建立起能够爱人也值得被爱的自体感，是一个漫长而缓慢的过程，而其对于心智的健康又至关重要。我曾经在其他地方（Alvarez，1997）尝试表明，一个新的分裂或者一种新的投射性认同的能力（将坏的部分扔到其他地方），有时可以被理解为服务于发展和修正，而不是作为一种回避性的防御手段，因为它可以使新的内摄在受保护的情况下发生。同样，突然涌现出的热情和好奇心，可能预示着许多不同的可能性。假设一个儿童问你，你最喜欢什么颜色。这时，一个过于“揭露性（uncovering）”或者“揭示性（unmasking）”的诠释，用科胡特（Kohut，1985）的术语来说，可能会被一个多疑的或者已经遭受严重剥夺的儿童体验为残酷的拒绝，而这可能是他第一次向你展示他的友好，因此也就成为进一步的剥夺。这个同样的问题对于不同的儿童来说可能会有不同的含义：对共生性融合（symbiotically merged）的儿童来说，这可能是孩子认为自己有进入客体内在的权力；对侵入性儿童来说，这很可能是对分离的攻击或绝望的防御；对更绝望和长期抑郁的儿童来说，这可能是他迈向与客体在一起的第一步。在第一种情况中，儿童可能太接近、太深入（too side），他可能需要更多的分离体验；在第二种情况中，孩子可能有一个分离客体的概念，但是只知道一种与其接近的方式，即强行地进入（或者，更为病理性的儿童可能只是单纯地享受看到你不舒服，我之后会再回到这个问题）。在第三种情况中，客体曾经被体验为非常遥远，然后孩子可能突然地发现你其实是可以接近的。这并不必然地意味着，第三种情况中治疗师因为具有接受能力（receptivity），就需要告诉患者她最喜欢的颜色是什么！在所有三种情况中，都可能存在着自我的缺陷，但也需要注意的是，在儿童的超我、内在客体或表征性他者中的缺陷或者紊乱。在第一种情况下，内在客体缺失边界（例如：在共生性融合的儿童中）；在第二种情况中，内在客体缺少一般的接受能力，并且可能被体验为除了以强力挑衅性"寻求注意力"的手段以外无法渗透进入（例如：精神变态、偏执或多动症的儿童）。第三种情况下，内在客体太过缺席，太过遥远，完全被感觉为遥不可及或者几乎看不见（例如，长期抑郁或者绝望的儿童）。

到目前为止，我一直在讨论内在客体和自我的缺陷。现在我想转向自体的问题。在思考好自体的发展时，重要的是区分：全能（omnipotence）是作为防御性的用途，还是全能在掩盖对于效力（potency）、自尊、自主感和主动感的极端需要；是躁狂性否认还是轻松、喜悦和希望；是对客体或自体之生命力和自由的强迫性防御或控制性攻击，还是对世界中的秩序、结构和可预测性的迫切需要。这些心智状态不需要被视为防御，也不需要等待抑郁心位的发展。他们可能都发生在偏执分裂心位中，这种状态下，将好与坏进行分裂以防御抑郁心位的整合，是一种遥远的奢侈；通常最为关键的是："好"的充分发展、对"好"的信念以及对"好"的保存。

客体涵容功能的缺陷：理论与技术议题

比昂认为，一些克莱因学派的分析师先前所描述的某些类型的投射性认同，即患者对不想要的部分的破坏性投射，可能是在一个非常深刻的层面上表达了其**想要与某人沟通某些内容的需要**。比昂将分析师对患者感受和想法的“涵容（containment）”与“转化（transformation）”，与发生在母亲和小婴儿之间原始但强大的前言语（pre-verbal）交流进行了对比。他认为，这就是感受（feelings）变得可以被容忍（bearable）、想法（thoughts）变得可以被思考（thinkable）的过程（Bion，1962，1965）。这种更为平等主义的二人心理学（two-person psychology）为任何一方都留下了空间去影响互动。在这样的模式中，外在或内在客体都有更多的空间来对系统产生影响，并都可以为自己的“坏”负责。一个坏的客体可以只是一个坏的客体，而不是一个被坏自体投射出来的部分。

对客体不足（inadequacies）的日益关注，对治疗的启示是非常深远的（见 Money-Kyrle，1977；Joseph，1978；Rosenfeld，1987）。其对评估的意义也同等重要：许多在偏执－分裂心位下所经历的状态，可以被视为尝试达到平衡以及表达极度渴望的需求的努力；投射性认同，在过去可能被视为一种侵入或者防御，现在则能够被视为一种可以被分析师所抱持并在分析师内部得到探索的交流方式，而不是过早地返还给患者（Joseph，1978）。研究患者内在客体是否拥有接收这些交流的能力，可以经由评估中的移情－反移情关系来实现。同样需要得到评估的是，当评估师对患者交流方式的理解与转化开启了新的可能性时，患者对这些新可能性的回应能力如何。

到目前为止，我尚未谈及对破坏、自毁或性化（sexualised）行为的成瘾，这些行为经常见于遭受性虐待者或者受到创伤的儿童身上（比如，在很小的时候目睹了灾难或经常接受外科手术的孩子）。无论是什么原因，且原因也并不总是那么显而易见，倒错的施虐或受虐都需要与绝望的或防御性的破坏相区分。前者甚至可能已经超越了沉迷和兴奋，变成一种可能会将残忍行为冷酷地或者甚至是无意地就施加于他人的境地，而一种表面上的受迫害感可能是假装的或者是空洞的。这不同于那些心中充满愤怒、憎恨、复仇感或愤慨感，或者被这些情绪所淹没的患者。精神变态的程度越高，患者就越容易对我们产生愤慨，而只有当我们坚定地站起来反抗他们的操纵时，他们才会首先感到难以置信和困惑，然后才可能最终感受到他们自己真正的愤怒。

临床个案

现在，我将举出四个临床案例：第一个是一个边缘型的 5 岁女孩，她的自我功能和客体涵容功能都有缺陷；第二个是一个主要表现为神经症特质的 8 岁男孩；第三个是一个 13 岁的古怪、偏执和退缩的边缘型男孩；第四个是一个 15 岁的青春期女孩，她有自杀、偏执和精神变态的混合特征。

自我及内在客体涵容焦虑能力缺陷的案例

在朱迪 4 岁时，转介她的分析师曾对她进行评估。转介分析师介绍了她极严重的焦虑重担，也强调了她无法想象的不只是安全和保障，也无法想象希望、快乐，以及从焦虑和绝望中解脱出来，去享受她的生命和力量。当时我还不清楚这可能带来的影响（自我和客体的缺陷，而不是阻抗和冲突）。她出现的症状之一还有哮喘。她从来没有在我面前哮喘发作过；但有一天，她带着轻微的呼吸急促走进来，用非常焦虑的声音说她哮喘发作了。我试着让她知道，她看起来很害怕，好像她觉得自己快要死了。然后她的恐慌和呼吸变得更糟了。于是我意识到，我的诠释非但没有帮助到她，反而加剧了她的焦虑。我飞快地想了想，最终说，她似乎无法区分严重哮喘发作和轻微哮喘发作的区别。在我看来这并不是一个特别深刻的诠释，但她却惊讶而欣慰地说，"是呀……"，然后她的呼吸也改善了。我被这个事实所震惊，一个不那么焦虑的患者会从我的第一个诠释中听到我的言外之意（即：她不会死），但是这个很恐惧的小女孩却听不到这一点。她有一个极度焦虑和脆弱的母亲；我想，当她听到我的第一个诠释时，仿佛我可能和她的内在客体一样，认为她即将死去。尽管她每次分离时都会惊慌失措，无论分离多么短暂；但是在治疗初期，我始终都无法说，她设想到有些可怕的事情可能在周末休假时发生在我们中的一个人身上。我不得不改变思路，对她说，她很难相信我们两人都能安然度过假期①，并在下周一再次见面。她缺乏希望和信念的情况，需要持续地得到处理，因为她的自我和客体都无法涵容焦虑。

下面这个非常不同的案例，可以说明在自我和内在客体中，都存在涵容功能以及相关的收回投射的能力。一个在神经症水平上运作的儿童，可能被预期拥有一定程度的自我能力，用以再次内摄之前投射出去

① 作者在《有生命力的陪伴》一书的第七章中，谈到当孩子处在强烈的恐惧或焦虑中时，如果陷入投射、再内摄、再投射的循环，这会使得恐惧或焦虑加剧。正如当朱迪很害怕自己会在假期死掉时，如果治疗师直接描述这样的恐惧，她可能会将治疗师说的话理解为在证实她的恐惧。作者认为在这样的状况下进行诠释时，将孩子的恐惧或焦虑进行翻转，会使得思考变得可行。上文的例子即是将"会发生可怕的事情"翻转为"能安然度过"，并用"她很难相信……"来把翻转后的想法介绍给朱迪。——译者注

的痛苦经验。而在上述边缘型的案例中，孩子缺乏这种能力，因此治疗师不得不帮她处理她的体验。

神经症儿童的自我力量以及内化和重新内摄被投射出去的自体部分的自我能力的案例

这个异常活跃、看起来很全能的6岁孩子，给进行评估的治疗师留下了边缘型的印象，但是在治疗过程中，他的其他特征很快就变得明显起来。他对诠释进行思考的能力，以及将投射出去的自体部分再内摄回来的能力，使他看起来在一个更为神经症性的水平上运作。以下是经过两年每周三次的高频心理治疗后的一次治疗会面中的一些材料。这次治疗是改期进行的，这意味着到下一节的治疗之前会有一次比较长的间隔。在治疗开始时，这个孩子注意到治疗师的椅子离房间中的另一把椅子更近一些，而不是他，安德鲁，常使用的那把。他打开了窗户，让大量的冷空气进来，并开始傲慢的吹嘘，他班上有一个叫卡特的男孩，他是世界上最富有的人，但是学东西却非常地缓慢。治疗师评论了几次他的感受，她把她一天的治疗时间给了一个像卡特这样的人，一个如此富有，但是却因为太慢而比别人要差的男孩。起初，他否认有任何嫉妒或者自卑的感觉，只是单纯地坚持自己比卡特更富有。然后她再一次诠释，她竟然为了这么迟钝而愚蠢的男孩而丢下他，他为此非常愤怒，她怎么敢这样！？

他开始显得若有所思，而她评论到，寒风刺骨，她在外面受冻，而他则可以裹在毯子里，躺在自己舒服而温暖的沙发中。她补充说（我认为这里她把投射性认同看作一种沟通，而不仅仅是没有目的的或者残忍的和不必要的投射，但是也要注

> 意到，她也在试图将这些投射返还给他），他觉得她明天就会把他丢在寒冷的外面，所以她理应得到这样的对待。起初，他看起来很高兴，很得意；但随后慢慢地，当她一遍又一遍地重复着同样的想法，他的脸变得温和了起来。他站起身来，将窗户半掩，回到沙发上。她说，现在他已经“半原谅了我；我们又是朋友了，但不全是”。他站起身来，把窗户又关上一些，说“一半再加上三分之一”。他重复了几遍，直到窗户几乎都被关上。

这时，我认为，治疗师已经帮助儿童从通过投射性认同来交流孤独感和自卑感，转变成通过使用言语、游戏和玩笑等更寻常的象征性沟通方式。当然，依然存在着一些愤怒、报复和残忍，但是程度比较温和。此外，在这个案例中，治疗师坚持不懈地尝试将孩子所投射出来的一种“被丢下”的感觉返还给他，这引起了一种软化和认真思考。但对于一个更为偏执和边缘的儿童来说，在他被被迫害的感受所淹没的情况下，这样做往往会加剧他的这些感受，并导致儿童加强自己的防御。

边缘型少年患者的案例

> 第三个男孩是13岁的詹姆斯，他是一个严重的边缘型男孩。他来接受评估，这项评估随后变成了持续几个月的治疗性咨询，你会看到我的一些评论可能比平常的治疗更具指导性。我的一些工作涉及危机管理，但还是具备与分析性治疗工作进行对比的基础。詹姆斯被转介来进行治疗，因为他在学校里口无遮拦地谈论与性有关的事、发出奇怪的咯咯笑声，以及社交孤立和学习困难等问题。一段时间后，我们才听说他在家里的暴力行为和奇怪的兴奋感。从精神分析的术语来说，我认为他

是边缘型精神分裂。在他早年的生活中，更换过几次照顾者。詹姆斯走路的姿势相当机械，当他认为外面有车相撞时，他会问些奇怪的问题，以及疯狂的咯咯笑声，这非常令人不安，甚至令人恐惧。我感受到了一种真实的对于破坏性的迷恋。起初，当我越是表现出我理解周围有暴力和倒错的幻想，他就显得越轻松，且这些幻想也就越公开，但带着一种令人不寒而栗的乐趣。我曾看到他的母亲允许他相对正常得多的妹妹乔安娜去攻击自己的身体，仅仅是因为乔安娜看起来有点感到厌烦；然后我开始怀疑，詹姆斯可能想象人们会主动招惹甚至喜欢被伤害。因此我开始评论说，也许他觉得我也会因为他在游戏中模拟了车祸以及对我讲述乔安娜（主角从来不是他）在家里做了什么而感到兴奋。“乔安娜”曾挤压小狗直到小狗尖叫，“乔安娜”试图打妈妈的屁股（现在我知道，那不是乔安娜，而是詹姆斯自己想要勒死那只小狗）。我评论说，他对于对妈妈和乔安娜做这些残忍的事情很着迷。他同意了我的观点，并且松了一口气，但也发出了更多奇怪的咯咯笑。在下一节治疗中，我说，他觉得我对此也很兴奋，我问他对所有这些“乔安娜的”暴力有何想法。令我欣慰和惊讶的是，他突然平静了下来。我想，当时当刻，我是在谈论詹姆斯难以被看见的、非精神病的理智部分。他至少对理智和正派具有预构想，因此我的问题才能有一定的效果。我知道他曾经目睹过父母之间令人不安的暴力争执，很多时候也和他有关系，所以我补充说，也许他真的厌倦了他父母的“车祸”。他似乎被这一点打动了，而且事情似乎开始看起来是，尽管他明显地对暴力非常着迷，但有时也可能被暴力所支配。看到他还有一些正常的自我和超我的功能运作，这让我松了一口气。

复活节前的一周，他母亲的治疗师已经放假了。我接到了一通他母亲打来的电话，她听起来很绝望，说詹姆斯把一个非常重的东西扔到了离乔安娜头上几厘米的地方，并且一直试图把她推下楼。他还指使乔安娜去打妈妈。我提议，他可能需要一些稳定的监管（policing）（他从来没有对其他人或者他的父亲有过这样的行为表现）。由于看起来情况紧急，我安排了一个星期后同时见詹姆斯和他的母亲（复活节长周末假期[①]即将到来）。

当他们到达的时候，母亲说她觉得自己强韧多了，詹姆斯也好点了。但是他告诉乔安娜，等他长大了，他会杀了她。他的母亲和学校都不知道究竟是应该将他关于性和暴力的言论视为故意的或威胁性的；或者是由于他令人不安的幻想而引发焦虑的结果，后者是比较不令人担忧的。我和他们双方都谈了谈这个问题，事实上他的确**想**杀掉他的妹妹，但这些都是他的想法，而并没有到行动层面。当然，这并不是一个特别深刻的观点，但是这里我想要强调一个特别明显的缺陷，或者倒错，即他的内在客体似乎缺少一种约束性或者监管性的功能。在一节寻常的治疗中，我们可以更长时间地探索他显而易见的信念，即他相信别人认为这样的报复行为是可以接受的。在这里，我补充说，打他的母亲也是不被允许的。他现在看起来闷闷不乐；当然，在三次评估会面之后，我和他也建立了一些关系。我继续补充说，不管怎样，有时候**他**认为他不该做这些事情——也许有时候他也会感觉到内疚。詹姆斯看着他的母亲，回应说，他过去曾对“车祸”感觉非常内疚（这是我第一次听说实际上有真实的撞车事故发生）。他说，当时他告诉

① 复活节长周末假期。英国的复活节包含“耶稣受难日（Good Friday）”以及复活节后的周一（Easter Monday），象征着重生与希望。假期时间一般是从复活节前的周六或者周日就开始了，到复活节后的周一结束。——译者注

父亲自己好像生病了，爸爸扭过头来，然后就撞到人了。母亲打断他说，这并不是他的错，爸爸应该从后视镜看他，而不是扭过头来。我说，他似乎对事情感到很难过，也许很难区分什么时候是他的错，什么时候不是；也很难区分什么时候是大事情，什么时候是小事情。我补充说，在头脑中去想象一些事情是可以的，但去做它们是不可以的。他带着悲伤的语气说道："我的老师说我疯了！"我说："这么说的确很残忍，如果你真的杀了你的妹妹，那**的确是**精神出了问题，但如果你只是有这个想法，那**并不是**疯了。"突然间，他以一种凄凉的声音说道，他希望自己有个不一样的名字，特雷弗·博尔顿。我尝试了解更多，他的母亲说，詹姆斯曾经非常喜欢儿童剧《托马斯小火车》（*Thomas the Tank Engine*）中的火车特雷弗。我询问詹姆斯，但是他无法想象也不允许自己想象特雷弗·博尔顿是个怎样的人。我开始思考，为何他不敢让自己去做梦，因为做梦会让他触及暴力和边缘型精神病性状态背后大量的绝望。我询问他心中是否有喜欢的英雄角色，他回答说："有，国际救援队，一个电视节目——戈登、斯科特、杰夫。"我对他说，他内在有拯救能力的部分，对他来说可能是如此真实；他回答说，他有时候的确会帮助妹妹和母亲。然后他母亲给我们看了他在学校的成绩报告单，其中的确显示出一些进步。我说，我们的工作就是要将他的两个部分——理智的救援部分，和紊乱的暴力部分，整合在一起。我对他说，他可以把那些失常的部分带到治疗室，而不是带到学校。

在下一次的治疗中，他母亲的治疗师回来了；我和詹姆斯单独见面，他开始变得非常拘谨，甚至有点害怕我。我向他说出了这一点，他逐渐地缓和了一些。当我评论说，他喜欢在橡皮泥上做一些记号的时候，他似乎很喜欢我这样说。他把所有的杯子都套在一起，然后慢慢地打开，像打开手风琴或者丰饶的山羊角[①]一般。这感觉就好像打开了希望和新的可能性。然后他发现在橡皮泥上有一根头发，他一直盯着它。我突然感受到他被残酷的客体深深地羞辱和伤害的感觉：我在想，我允许他的母亲进入治疗室，坚持保护他的妹妹，这让他感觉很嫉妒。我谈到，头发像是作为我进一步背叛他的证据，他证实了这一点，然后如释重负地笑了。

在下一次休假之前，我又见了詹姆斯两次。他开始以一种如同幼儿般，但具有探索性的方式来玩游戏。这是在与边缘型儿童的工作中常见的，即：儿童时期的边缘型疾病会造成——即使疾病消退，但仍会留下——相当大的发展迟缓。詹姆斯展示出更温和但又非常稚嫩的一面。他的母亲报告说，他在个人和社交方面都有了不少进步。似乎他可以充分地利用高频的心理治疗，这也是我们所建议的。

带有偏执、抑郁和精神变态特征的边缘型青少年女孩的案例

坦尼亚 15 岁的时候被转介来到诊所，她在学校食堂用刀威胁另一个女孩，之后就不再去学校了，随后变得很孤僻。她有一种强烈的自卑感和丑陋感，并且谈到自杀的想法。评估者非常担心她伴随自杀意念的抑郁状态，以及几乎是妄想的执念。在她治疗的初期，强迫和抑郁是她标志性的症状。尽管坦尼亚也非常害怕人们会觉得她的眉毛又浓又丑，以及严重的经

① 丰饶的山羊角，起源于罗马神话，指的是装满鲜花和果物的羊角，以此庆祝丰收和富饶，在西方常常是感恩节的常见象征物之一。——译者注

期疼痛会让她痛不欲生；但慢慢清晰的是，严重的焦虑并不是她仅有的问题。首先，她不停唠叨的担忧就像上瘾一般，这一点需要被明确指出；其次，她那种觉得自己被他人视为丑陋的感觉，尤其是关于眼睛的，似乎可以部分地连结到她没有办法直视其他人眼睛的感觉，因为这与她心中所认为的自己对他人剥削的程度有关。事实证明，她对他人有强烈的操弄性，有时会表现出相当精神变态性的蔑视和违拗（delinquent），她的这个方面，需要（有人）与之抗衡。治疗师需要在两者之间保持微妙的平衡：严格地对待她的这一侧面，同时共情性地理解她产生于轻蔑，但也导致了轻蔑的真实的绝望。治疗师设法达到了这样的平衡。经过一年的治疗，坦尼亚回到学校，随着她内在客体的坚韧性增加，她自身的坚韧性也增加了，她的生活变得更加充实。我提及这个案例，是因为尽管她在虚弱的自我以及具迫害性且严苛的超我方面，具有边缘性心理病理的特征，但是在其他时候，当坦尼亚处于不那么绝望的状态中时，这同一个超我也可能非常虚弱和疲软。这意味着，即使最糟糕的迫害幻想消失了，仍然留下了相当多的性格问题。她有一种轻蔑的态度，有时对其他人相当残忍。这些性格问题在评估时期并不总是容易被发现，尤其是当患者处于几乎崩溃的状态时；但是当症状减轻后，它们可能就变得更加明显。

结语

在精神病学的分类系统中，儿童和青少年精神障碍的严重程度没有得到充分的描述。这种情况的一个后果是——或许也是一个原因——严重心理紊乱的年轻人及其家庭的痛苦都被大大地低估了。重要的一点是，在对患有严重障碍的儿童和青少年进行评估时，在评估当前障碍的同时，也要评估自体、内在客体以及自我的发展性缺陷。精神分析取向的评估会运用移情与反移情的信息，以区分缺陷和较为高级别的防御。一种特定的缺陷，即内在客体在涵容投射性认同的能力上的缺陷，对于诊断和评估技术来说，其重要性与在治疗中是一样的。

总结四个临床案例：①朱迪是一个边缘型儿童，她既被客体所爱，也爱着客体；但是她的自我和内在客体在我看来明显地缺乏处理焦虑的能力。对焦虑的诠释，只会加剧她的焦虑；而关注她的自我缺陷以及其内在客体非常焦虑的处境，则可以帮助她冷静下来并进行思考。这种对一个不同技术的快速反应，证明了她边缘型缺陷的特征。②安德鲁是一个神经症儿童，相对来说，关于他的敌意、孤独以及自卑感的评论，他比较容易听进去。我想这是因为他已经发展出：第一，一种强烈的自我价值感；第二，有一定发展程度的自我，是指一种可以停下来并思考以及象征的能力；第三，对好客体的坚定信念。当他的客体被体验为是坏的、令人受挫的时，他没有被绝望、迫害感或背叛感所压倒，而是将其体验为更为寻常的伤害、愤怒和嫉妒。③詹姆斯，一个严重的边缘型男孩，有明显的精神病性和倒错的特征；几乎没有自己的价值感（在评估者努力寻找后，只有最微弱的预构想）；断断续续的自我功能；对他妹妹非常偏执性的嫉妒；以及一些对暴力的成瘾和沉迷。他也受到暴力幻想的侵扰，这些潜意识幻想被认为属于内在客体。对他的暴力行为，坚定的“监管”必须伴随着对他相当大的绝望感和好自体的微弱线索的敏锐捕捉。同样重要的是，要让他知道，并非所有詹姆斯的暴力都真的属于他自己[①]。④坦尼亚是一个边缘型青春期女孩，具有偏执、抑郁和精神

---

① 作者在讲解这篇文章时，曾引用保罗·威廉姆斯（Paul Williams）的观点，来说明孩子的暴力未必都是“他自己的”，而是有其他的可能性。比如，曾经目睹或经历暴力对待，会使孩子内在“存有”这些暴力，这些可能“存于他内在”的暴力使得他做出一些破坏行为，但未必是“他想”做出破坏行为。因此，治疗师需要辨别哪些是暴力，以及这些暴力来自谁（比如提到的“属于内在客体的”）。——译者注

病性的特征。即使在她最严重的迫害性症状消失之后，针对她的性格问题仍然有许多工作要做。在转介时，如果患者正处于崩溃的状态，这些议题并不总是那么显而易见。

最后，当我们能够与由照顾者和其他专业人士构成的专业网络进行充分联络沟通时，我们很难拒绝任何儿童或青少年，不论他们有多么紊乱，都应该有机会接受心理治疗，并且**心理治疗要适合他们的疾病水平以及自我或超我缺陷的水平**。对于严重心理紊乱的患者，要像通常在神经症性成年人的治疗中那样期望他们获得洞察和理解，几乎是一种奢望。然而，这些儿童和青少年可以被涵容、被帮助而得到发展，通常也会使他们有能力过上比可以想象到的更好的生活。

（封钢　译）

参考文献

Alvarez, A. (1992). *Live Company: Psychoanalytic Psychotherapy with Autistic, Borderline, Deprived and Abused Children*. London: Routledge.

—(1997). 'Projective identification as a communication: its grammar in Borderline Psychotic children'. In *Psychoanalytic Dialogues, 7*(6), *Symposium on Child Analysis, Part 1*,753-68.

American Psychiatric Association. (1994). *Diagnostic and Statistical Manual of Mental Disorders*, 4th Edition. Washington DC: American Psychiatric Association.

Bion, W.R. (1962). *Learning from Experience*. London: Heinemann.

—(1965). *Transformations*. London: Heinemann.

Brazelton, T.B., Koslowski, B., & Main, M. (1974). 'The origins of reciprocity: The early mother-infant interaction'. In M. Lewis & L.A. Rosenblum (Eds.), *The Effect of the Infant on its Caregivers*. London: Wiley Interscience.

DSM IV. (1994). American Psychiatric Association: *Diagnostic and Statistical Manual of Mental Disorders*, Fourth Edition. Washington, DC: American Psychiatric

Association.

Fairbairn, W.R.D. (1941). 'A revised psychopathology of the psychoses and psychoneuroses'. *International Journal of Psycho-Analysis*, Vol. 22.

Grotstein, J. (1981). *Splitting and Projective Identification*. London: Aronson.

Hedges, E.(1983). *Listening Perspectives in Psychotherapy*. London: Aronson.

Joseph, B. (1978). 'Different types of anxiety and their handling in the analytic situation'. In E. B. Spillius & M. Feldman (Eds.), *Psychic Equilibrium and Psychic Change: Selected papers of Betty Joseph*, pp.106-115. London: Tavistock/Routledge, 1989.

—(1989). *Psychic Equilibrium and Psychic Change. Selected Papers of Betty Joseph*. London: Routledge.

Klein. M. (1935). 'A Contribution to the Psycho-genesis of Manic-Depressive States'. In *The Writings of Melanie Klein, Vol I*. London: Hogarth, (1975).

—(1940). 'Mourning and its relation to manic-depressive states'. In *The Writings of Melanie Klein, Vol I*. London: Hogarth, 1975.

—(1946). 'Notes on some schizoid mechanisms'. In *Melanie Klein: Envy and Gratitude and other Works 1946-1963*, 1-24. London: Hogarth, 1975.

Kohut, H. (1985). *The Analysis of the Self*. New York: International Universities Press.

Kut Rosenfeld, S. & Sprince, M. (1963). 'An attempt to formulate the meaning of the concept 'Borderline'. *Psychoanalytic Study of the Child, 18.*

—(1965). 'Some thoughts on the technical handling of borderline children'. *Psychoanalytic Study of the Child*, 18.

LeBoit, J. & Capponi, A. (1979). 'The technical problem with the borderline patient'. In *Advances in the Psychotherapy of the Borderline Patient*. London: Aronson.

Money-Kyrle, R.(1977). 'On being a psychoanalyst'. In D. Meltzer & E. O'Shaughnessy (Eds.), *The Collected Papers of Roger Money-Kyrle*, pp.457-65. Strath Tay: Clunie Press.

Rosenfeld, H.A. (1987). *Impasse and Interpretation*. London: Tavistock.

Segal, H. (1964). *Introduction to the Work of Melanie Klein*. London: Heinemann.

Steiner, J. (1991). 'A psychotic organization of the personality'. *International Journal of Psychoanalysis*, 72.

Stern, D. (1985). *The Interpersonal World of the Infant*. New York: Basic Books.

Stolorow, R.D. & Lachmann, F.M. (1980). *Psychoanalysis of Developmental Arrests*. Madison, Conn.: International Universities Press.

World Health Organisation. (1989). *Tenth Revision of the International Classification of Diseases*. Geneva: World Health Organisation.

第三章

严重的进食障碍

——对生命的攻击

珍妮·麦格纳（Jeanne Magagna）

“如果我瘦，我就会开心。我胖，所以不开心。我的身体是庞然大物并且令人作呕。没有人试图了解真正的我。他们只对我有多重和如何把我变得更胖些感兴趣。”此话出自一位厌食症（anorexia）治疗项目失败后的厌食症女孩，这些话凸显了进行评估过程的重要性，这个过程能够让一个孩子感受到她整个人（感受、身体状况、身体知觉、想法）都是可以被接纳和理解的。

基本假设

我的假设是，拒绝进食不仅仅是拒绝张嘴吃进食物，同时可能意味着关闭自己的心智，而不去体验自己或者他人的情感。“我不吃”事实上是表示，面对冲突时关闭心智或者远离与母亲之间滋养性的情感联结。厌食症孩子害怕肥胖，除了社会对女性施加了“要变瘦”的压力以外，还包括对身体感觉和强烈情绪的恐惧，这些情绪会让孩子不堪重负，以致威胁到她的身份认同感、她对体形和身材的感知方式，也威胁到她自己的心理健康（Palazzoli，M.，1974）。

许多厌食症患者都有一种对自己身体意象的歪曲，她们感觉身体比实际上的庞大很多（Farrell，E.，1995）。这种感觉在体验到强烈情绪的时刻也会快速地显现。节食以及因此而实现对体态的控制，最初对孩子来说是一种宽慰，因为她感觉自己不再是一个身体感觉和情感体验上的“无助受害者”，相反能感觉到自己是主动而强有力的控制者

（Garner，D. & Garfinkel，P.，1997）。饥饿可以引发一种欣快的状态，以及不做自身欲望的奴隶的感觉。这种强劲有力且活跃主动的破坏性自体（destructive self），通过使用“心理节食”来限制对威胁感和身体感觉的觉察，从而拥有了一种尽在掌控的感觉。

在孩子身上，由于缺乏一个强大而有效的内在心理结构——这种结构通常是从被父母理解的体验中发展而来的，由此必须诉诸否认来中断与更深刻的情感生活的接触，因为这些情感是如此骇人、令人无法承受或是悲伤的。评估的过程可能会让具有这些性格特质的孩子感受到威胁。评估人员常常会发现一个身体上退缩的孩子正在使用一种沉默的“面具”或者一种肤浅表面的应答，而这隐藏了更加严重的潜在心理病理。

厌食症的孩子通常依赖于一个内在的“狱警”来限制食物的摄入，这是一种自我保护性的力量，它在她与治疗师谈话的时候施加威胁，允诺创造一个虚假的乐园以换取对冲突和痛苦情感体验的回避。然而，这“狱警”也阻止了她去体验愉悦的时刻和亲密的关系（Magagna，J.，1998）。

这种善于隐藏的狱警类似于一种毒品，其本身取代了与外在世界他人的关系。这包含了一种全能式的自给自足，这是对某种“超级父母角色”的认同，防止孩子吃得“太胖”，免于被与家庭成员或者与同辈间亲密关系中的强烈情感以及婴儿式的焦虑塞得太满（Rosenfeld，1987）。

本章将探索对这样的孩子进行评估时的问题以及治疗的方法，包括评估进食障碍的特定类型、潜在的心理病理以及自杀风险。

治疗计划

实施评估和开展心理治疗的框架至关重要。我所发现的最有效的治疗性结构如下：

1. 至少与家庭开展两次诊断性会议，以了解家庭成员们的困难和优势、家庭功能运转的模式以及家庭内部共有的冲突。
2. 进行个体评估以确定个体潜藏于进食困扰背后的病理，要铭记于心的是：厌食的孩子和贪食的孩子具有典型的行为模式，其伴随与家庭有关的特定功能而存在，而这掩藏了更大范围的情感困难。
3. 一位全科医生或者最好是一位儿童精神科医生，知悉持续治疗的过程，能够定期监测体重变化，并且与父母和患者都能够建立关系，共同关注患者的身体健康状况。
4. 进行个体治疗的同时，也与父母和家庭工作。这既帮助了孩子，也为父母或者家庭提供了一个安全的环境，使他们能够探讨他们与孩子关系中存在的问题，并发展和利用他们自己的能力来相互帮助。
5. 假如孩子的身体或心理健康严重恶化，则很可能要考虑入院治疗。对于病情严重的患者来说，当他们第一次面临因为休假而与治疗师发生分离时，考虑到这一点显得尤为重要（Magagna，J.，1999）。

进食障碍的类型

为了创建最恰当的治疗计划，识别进食障碍的特定类型很有帮助。一些主要的进食障碍类型如下。

神经性厌食（anorexia nervosa）。此症见于 7 岁以上的孩子。本诊断基于以下的标准：

1. 拒绝食物；
2. 在青春期前（preadolescent）的成长阶段体重减轻或体重不增长，不存在任何身体疾病或其他心理疾病；
3. 有以下症状中的两个或更多：
——对体重的执念（preoccupation）
——对热量摄入量的执念
——歪曲的身体意象
——惧怕肥胖
——自我引吐
——高强度躯体活动
——用泻药和/或清肠（Lask，B.，1993）。

神经性贪食（bulimia nervosa）。此问题更常见于青少年和成年人当中，在14岁以下的孩子中相对少见。"神经性贪食"是一种周期性的行为，指对食物的拒绝与无节制进食及随后的自我引吐交替进行，常常伴随泻药的滥用（Russell，G.，1985）。这种行为背后的心理过程包括：无节制的贪婪，以及随后的一种希望把身体从食物中解放出来的愿望——这些食物在被贪婪地吞噬的过程中已经变成垃圾。

食物回避型情感障碍（food avoidance emotional disorder，FAED），**选择性进食和拒食**（selective eating and food refusal）。这些困扰不伴随对体形、体态以及体重抱有执念的特征。情感因素导致了对特定食物或所有食物的坚决回避，或是针对特定情境的选择性禁食，例如拒绝在学校进食。她们会被建议进行一些医学检查，以排除肿瘤阻碍了饥饿体验的可能性，或其他身体疾病阻碍体重增长的可能性。

广泛性拒绝（pervasive refusal）。孩子呈现出体重不足、坚决地拒绝进食或饮水，以及拒绝走路或说话。有时儿童以一种蜷缩的姿势几乎一动不动，在此退缩状态下不接受外界刺激。这种广泛性拒绝症状的背后，可能存在着某些癔症性特征和创伤后应激反应，以及抑郁症或精神病性障碍。

因抑郁症或精神病而导致的食欲减退（loss of appetite as a consequence of depression or psychosis）。在福森等人（Fossen et al.，1987）进行的一项研究中，48 名早发性厌食症的孩子中几乎有一半被认为患有中度或严重的抑郁症。食欲减退与食物拒绝有时候和对食物的精神病性焦虑相关。当食欲减退是由抑郁症或精神病性思维所导致的时候，往往不存在对体重或者体态的执念。

自杀风险评估的标准

因为许多有进食困难的孩子表现出隐秘性和全面否认，所以很难评估自杀的风险及其伴随的抑郁的严重程度，以及与潜藏的精神病性、边缘型或神经症性心理病理相关的焦虑的严重程度。假如孩子年龄很大，已经不再玩游戏了，那么鼓励她描述自己的梦境可能会有帮助，这能表达出她无法直接讲出来的潜意识幻想和恐惧（Natterson，J.，1980）。

以下因素的组合表明需要对孩子自杀的风险采取保护措施。

1. 在孩子与诸如父母等重要他人之间存在明显难以改变的施受虐关系。
2. 家长因孩子的进食困难而感觉受到了折磨，并且在与孩子的关系中富含强烈的批评态度。
3. 梦境中包含了一些基本的主题，关于死亡、对自己或对他人的破坏；或者是一些画面，表达着陷入困境、失败地挣扎，或者放弃并从主要人物身边悄然离开。

在评估阶段或者在治疗的过程中，当厌食症的孩子摆脱一些防御策略，尝试去面对诸如悲伤、绝望或严重的迫害负罪感，或者抑郁的情绪时，自杀的风险始终存在。以下内容涵盖五种自杀的潜意识幻想类型（Campbell & Hale 1993），它们取材于我的临床工作。

融合的潜意识幻想（phantasy of fusion）。一个 14 岁的厌食症女孩因为出院而非常失望；回家时她梦见自己飘入云端，与上帝相见，他们进入了一种永不停歇的谈话当中，旁无他人。当我和她讨论这个梦时，她透露说她很快就会死去，因为她暗中计划要卧轨自尽。在这里，死亡被看作自己将以类似于熟睡婴儿的状态存活着，永远与她的父母性养育者（parental figures）结合在一起。杀死身体，似乎正是去除障碍的方式，让这种融合幻想得以实现。

自我惩罚的潜意识幻想（phantasy of self-punishment）。一个 10 岁的厌食症女孩梦见自己骑着哥哥的摩托车，驶过悬崖而身亡。这个梦表明女孩正在试图将因为与祖父的乱伦关系而会招致惩罚的想法“见诸行动”。在评估过程中她谈到过性经历，这使她原本对严苛超我的攻击性所进行的强迫性控制出现了缺口，从而引发了她通过自杀来将自己的受虐倾向“见诸行动”的风险。

复仇的潜意识幻想（phantasy of revenge）。孩子经常把因为严重的进食障碍而被父母带去看医生体验为一种背叛。孩子感到父母正在将她抛弃给象征着迫害者的医生，他们通过让她吃东西而强制性地打破她的防御。一个孩子每天都会梦见世界性的灾难，包括一颗原子弹被投下后杀死了所有人。这个青春期前的孩子在她的内衣里藏了重物，以使医生相信她的体重是可以接受的。当重物被发现，并且她已经不再能够阻止父母送她去医院时，她割破了自己的手腕、从窗口跳下去，以及试图勒死自己。以这些方式，她试图去攻击她父母爱着的那个孩子和攻击父母，因为他们“不够爱她”而不肯让她待在家里。

根除的潜意识幻想（phantasy of elimination）。对食物有饥饿感的身体被体验为一种麻烦，或者被体验为威胁到自体中厌食部分的全能控制。出于这个原因，身体作为一个与脆弱自体相冲突的源头而必须被根除。一个 13 岁的孩子在她的评估过程中告诉我："有时我梦见我和我的同学们说再见，然后想吃什么就吃什么，接着就跳入池塘。这样的梦让我很快乐。"这样一来，饱含着一切饥饿感的身体就被杀掉了。这种死亡的潜意识幻想，包含了扼杀自己的无限渴望——渴望自己在情感上和身体上的需求被父母所满足。

幽闭恐惧的潜意识幻想（claustrophobic phantasy）。一个瘦弱的孩子经常梦见自己与一群好人和坏人待在一个电梯里。她的好父母变成可怕的人，坏人变成可怕的怪物。她被困在电梯里面。醒来时，她感觉到很绝望。

所有这些梦，都包含着大量的精神病性焦虑，表明孩子缺乏一个好的内在人物形象，能够保护她不受自己破坏性冲动所掌控。在这种情况下，自杀的风险就很高。因此，必须尽快建立一种治疗性关系，帮助孩子面对她的绝望感，并支持她避免将自己的破坏性潜意识幻想见诸行动。

与严重进食障碍相关的精神病性思维

在评估过程中，受神经性厌食症或者广泛性拒食影响的儿童缄默不语，往往是因为受到了阻止说话的"控制性声音（controlling voice）"的影响。一个特别焦虑的孩子说着话，却没有与治疗师建立积极的情感联系，或许她是正在服从所谓的那些"声音"的指令。因此，很重要的是，邀请沉默的孩子在内心产生某些想法或命令的时候举手，例如这些想法命令她不能吃东西，或是在跟治疗师说话时威胁她。基于某些原因，孩子的手往往比嘴更自由，能以动作示意或以玩玩偶的方式，表现他们情感生活的某些方面（Magagna，J.，1996）。

安娜，一个14岁的厌食症孩子，当她以极快的速度和我说话的时候似乎非常焦虑。我问她是否在头脑里面有一些声音。她被我的提问吓了一跳，然后松了一口气，回答说："是的，有三个愤怒的声音对我说话。"她继续描述道，当她犯了错误或不服从命令时，它们会如何威胁她。这些"女巫们的声音"禁止她吃某些东西，并且因为她没有遵循要让自己挨饿的严格计划而批评她。在她对我透露这些"声音"的存在之后，这些"声音"批评了她对我说话的这个举动。它们是如此强势、残酷和苛刻的声音，以至于她感到不得不杀死自己，因为她无法忍受它们的喧闹。当我问她为什么以前没有说过这些，她说我没有问过，并补充说，她担心自己会被认为是"疯子"。通过和这个女孩工作的经验，我开始意识到询问孩子的精神病性现象是多么重要，而不是等待它们自行显露（Magagna，J. & Segal，B.，1990）。

伴随进食障碍发病的外部事件

患有严重进食障碍的儿童，一般不具备灵活的内在结构以支持他们处理更加强烈的感受。因此，他们主要依靠外在人物，并且容易被与周围人的冲突所淹没。很大一部分神经性厌食症儿童觉得疾病是由外部事件引发的。许多孩子自称被重要他人嘲笑过，比如她们的父母或亲密的朋友，这些人让孩子意识到了自己的肥胖倾向。其他经常被提及的诱发事件是一种剥夺或者丧失感，由转学、父母离异或母亲一直主要在家陪伴而后却重返职场等事件引发。与此类似，在第一次亲密的性接触之后与男友或女友分离，会在极度依赖与外在人物之间情谊的人心中造成内在冲突。在患有神经性厌食症的住院儿童中，至少有25%的儿童曾有过遭遇性侵害的经历。

对他人的过度依赖，也必须根据儿童与父母、学校老师和朋友们建立关系的类型来加以剖析。取悦老师的需要，显示了高成就必定与极端批判性的超我有关，这种超我以抛弃或彻底的失败感来施加威胁。赢得老师好感和拼命“坚守”学业成功的迫切需要，掩盖了被害恐惧，这种恐惧源自与幻想跟他人激烈竞争有关的内在伤害感。

家庭

进食障碍的起源很复杂。我发现，给每个家庭成员机会讲述他们自己在家庭内部的体验，是很有用的。很重要的是要去探索家庭内部的冲突和任何创伤事件，同时探索家庭功能改善的可能性。而尤其重要的，是去评估家庭成员们具有什么能力去体察他们的情感，并对其进行反思，解决冲突，并表现出足够的灵活性，使得每个成员都可以实现个体化及适龄的发展。

有必要提供至少两次家庭评估，以确定厌食症儿童的行为在当前家庭互动模式中充当的角色。事实上，各个家庭成员都可能利用厌食症的症状来实现自己的内在动机，从而令孩子更加难于实现发展性的改变。家庭互动中可能包括，父母难以为患儿的心理痛苦提供支持，或难以促成亲密、信任和乐观的氛围。

在家庭评估之后，我们一定会探询家庭互动模式中哪些因素可能导致或延续了孩子的厌食行为，而又是哪些因素能够促进家庭成员健康的身体和情绪发展。在从出院到返家之前的这段时间，有时让孩子跟能够提供良好过渡期照护的寄养父母待在一起是有必要的。

医学和器质性方面

在评估严重的进食障碍时，思考以下问题是至关重要的：患者的症状是否有可能起源于器质性的问题。事实上，拒绝食物、体重下降或无法增加体重、呕吐和抑郁也都是一些征兆，表示可能伴有危及生命的严重器质性病变。尽管持续的体重减轻通常和神经性厌食症相关，但是进食的紊乱也可能出现在肠胃炎症、糖尿病、慢性感染、吸收不良综合征、肠系膜动脉综合征以及脑瘤一类的疾病当中。医生没办法仅仅通过一个体检就排除器质性病变的可能性，恐怕需要做更多的医学检查。然而，倘若症状符合神经性厌食症的心理诊断标准，就应该免去不必要的医学检查（Lask，B.，1993）。

还有一个需要牢记的医学问题，就是饥饿带来的生理效应。心律不齐、心律突变、充血性心力衰竭、心动过缓（脉搏低于 60 次 / 分）、心电图异常和大脑退行性改变，只是伴随着饥饿的严重医学并发症中的一部分。50% 的厌食症患者会出现头晕、晕厥和体温过低，少数会有食道和胃破裂或胰腺炎等致命并发症。神经性厌食症最常见的死亡方式是严重缺钾和心脏骤停（Nicholls et al.，2000）。

必须让非医疗专业人员、家庭以及孩子本人了解这类危险以及器质性后果。在没有其他外部支持来协助孩子进食的情况下，提供个体治疗是不恰当的。在对进食障碍进行评估期间，有一点至关重要，那就是要让孩子看医生，让医生记录体重对应身高和年龄的比例，以及身高对应年龄的比例。假如家庭不能够帮助孩子足量地进食，以及如果孩子的体重低于对应其身高和年龄的正常值的 75% ～ 80%，那么就必须到医院进行体重恢复，以避免导致严重的长期并发症。

制定治疗方案

在理想的情况下，应该对有进食问题的儿童采取灵活的做法。被转介到我们医院的儿童，医院会提供以下选项：在儿科医生和精神科医生的共同照料下，在儿科病房立即紧急住院约两周；精神科住院治疗；家庭治疗，或者每周一次个体治疗同时配合家庭治疗，或者每周或每两周一次与父母工作。

住院的需要

如果家庭成员能够参与治疗计划，并以这种方式维持儿童的身体和心理治疗计划，那么儿童可以留在家里。当孩子在家里没有足够的情感支持，以及/或者身陷与父母的施受虐关系中，父母无法涵容进食紊乱或与孩子冲突所产生的焦虑，才考虑将孩子送进医院。拉斯克（Lask，1993，p.136）建议，如果有以下任何一种身体并发症，也应考虑将住院康复作为一种重要的选择方案，其目的是每周增加约 1 千克的体重：

- 孩子体重减轻到低于对应其身高和年龄正常值的 80%；
- 脱水；
- 低血压、脉搏慢和末梢神经循环差，表明血液循环不良；
- 持续呕吐，导致危及生命的身体并发症；
- 吐血，这可能表示存在危及生命的食道裂口。

同样，有自杀倾向的孩子和患有其他伴随的精神病性障碍的孩子，如严重抑郁症或精神病，可能也需要住院治疗。如果父母拒绝对重病的孩子进行治疗，可能有必要让社会工作者组织一个会议，目的是提供充分的法律保护，以确保儿童的身体和情感需求得到满足。

日间治疗方案

我们医院的日间治疗方案包括让家庭成员有半天时间参与治疗，为期约 12 周，可根据家庭的需要延长。这一干预方案会在转介来接受治疗以及入院住院后提供。该日间治疗方案包括以下的每周活动：家庭治疗、对有饮食障碍的孩子的个体治疗、父母团体以及儿童活动团体。有时也会为患有进食障碍的儿童的兄弟姐妹提供团体干预。

门诊治疗方案

不止一个厌食症的孩子表达过这样的恐惧："当我从外面看起来一切都好时，恐怕就没有人会注意到我内在有多难受。"在说这句话时，她表达出了自己对于不得不继续这样呈现自己的"饥饿感"的害怕，害怕别人会像她一样，忽视自己内心的情绪状况，而只关注体重增加和性的发育。一般来说，有必要维持某种形式的治疗至少 1 年，并伴随至少 18 个月的随访。这种足够长的治疗时间是必要的，以帮助孩子形成一个比较稳定的心理结构。18 个月的随访被证明有助于预防复发。

儿童的个体评估

每一种进食障碍都伴随着精神功能的紊乱，包括对情绪的否认。这种否认阻止了对自己婴儿部分的照顾，也以此方式阻碍了情感方面成熟的发展。因此，所有在进食方面出现障碍的儿童，都是个体心理治疗的合适对象。在实践中，因为国家医疗服务体系资源有限而不能提供个体治疗时，家庭治疗因其有效性而常常被提供给患者。

即使选择了家庭治疗，每个进食障碍的孩子都会被给予几次单独的评估会谈，与家庭分开，让孩子可以思考她的生活、情感和困难，而这些随后可以在家庭治疗中得到处理。

在个体评估中，我发现进行一次预备会谈是很有用的。在这个会谈中，我会请孩子画一个人。然后我让孩子和我谈论这个人，并围绕这个人的生活构建一个故事。之后，我始终在孩子的帮助之下，尝试去了解故事中的人、孩子以及她家庭成员之间的相似和不同之处。会谈中的剩余时间，可供孩子按照她的意愿探索她的情绪。我常会问一些细节性的问题，包括情感和/或性侵害、自杀风险以及进食与饥饿的模式。

自发性游戏和绘画是幼儿评估的最佳资源。我发现一个做法很有帮助，就是提供一组家庭人物的小玩偶，并且让孩子把代表自己的玩偶放到家庭各个成员所在之处，看孩子怎么放。然后，当我邀请孩子对其在家庭中的生活进行描述时，我会请孩子以每个家庭成员的角色来发言。我也鼓励孩子给我讲一个梦并告诉我任何反复出现的梦境。这样，我就成功地获得了孩子心理结构的一些要素。

罗莎的案例

我现在将讨论一些材料，取自与一个6岁女孩的两次个体评估会谈，她有严重进食困难并且体重严重不足。家庭已经进行了一些探索性会谈，孩子已经接受了全面的体检。

第一节会谈

罗莎，一个瘦小的孩子，有着短短的黑色卷发和棕色的大眼睛，微笑着和我打招呼。在桌子上，我放了两张画纸和一系列玩具，包括动物和一组家庭人物玩偶。当她走进房间时，我让她画一个人。她毫不犹豫地迅速画了一个穿着婚纱的女人，说："这是新娘。"在新娘的上方，她画了一个有上下铺的床，床上有一只松鼠，说："松鼠要睡觉了。"以同样的速度，她在松鼠的对面画了一个太阳。太阳是心形的，并且有一对透着性感的嘴唇。然后，她在新娘的旁边画了一个男人（图3.1）。

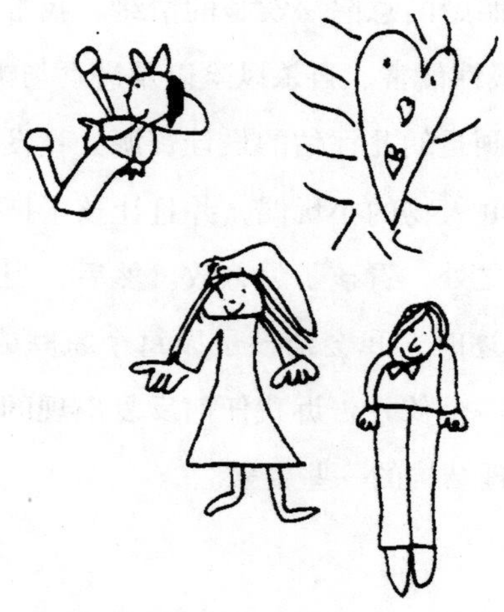

图3.1 罗莎的画（1）

我还没有问任何问题，罗莎就开始描述这个男人是如何没能迎娶那个女人的，但他们有两个孩子，一个2岁的男孩和一个7岁的女孩。她补充说，丈夫在花园里干活。当我问起这件事时，她回答说，妻子对他很生气，因为他没有给她买结婚戒指。当我想知道这是为什么时，罗莎得意地回答说，这个男人太穷了。妻子派他出去工作，因为她是家里的老大。后来再想起来时，罗莎补充说，这个女人还有第三个孩子，一个4岁的男孩。

罗莎接下来探索了玩具箱。里面有农场动物和野生动物、一组家庭人物玩偶以及各种各样其他物件，例如彩色铅笔、栅栏和汽车。她看到一支粉红色的彩笔，立刻说“哦，好可爱，是粉红色的”，然后她画了另一个颜色很亮丽的女人。随后，她用剪刀把这个女人剪了出来，放在画着她的三个孩子——4 岁和 2 岁的男孩还有 7 岁女孩——的画纸上。在同一张纸上也画有其他孩子（图 3.2）。

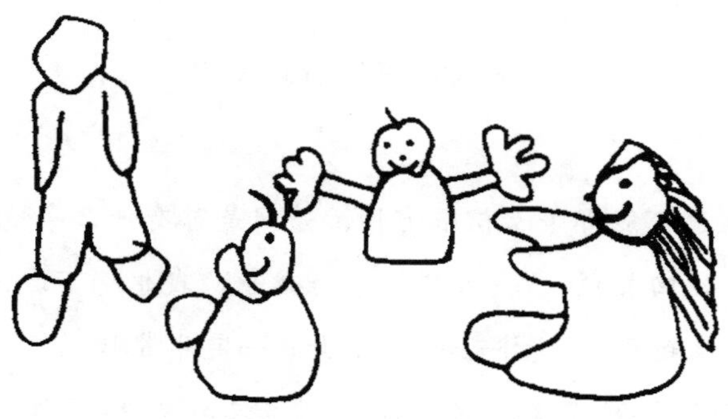

图 3.2　罗莎的画（2）

在描绘这些孩子的时候，罗莎突然说，在学校里孩子们对她又打又踢。然后，她走向沙发，靠在上面，上下移动她的屁股，给人一种模仿性交的印象。下一张画，是一个小小的女孩和一个高大的男人，她说那男人是她父亲。她在两个人周围画了一个圆圈，在旁边放了一条巨大的张口露齿的鱼。她说这条大鱼要吃掉女孩，然后它会吃掉父亲。

接着，她画了一条金色长发的美人鱼。同时写下一个短句“我必须拯救这两个人”（图 3.3）。我问罗莎：“为什么美人鱼必须拯救父亲和女孩？发生了什么事？”对此，她回答说：“她必须解救父亲和小女孩，不让他们被大鱼吃掉。”

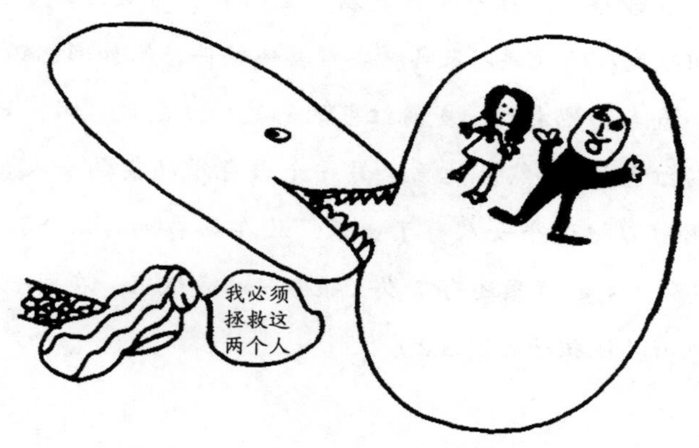

图 3.3　罗莎的画（3）

我说可能那个女孩很害怕，并问是否有什么事情让罗莎担心。她回答说："我希望做个好孩子。我想吃下我的食物，再度健康起来。"我补充说："小女孩一定非常乖。有些事情让她很害怕。"罗莎说："是大鱼。"然后又补充说："学校里的男孩踢我，伤害我。"

后来，当我告诉罗莎我们会谈结束的时间到了的时候，她不想离开。她拿着一根绳子尝试测量公告牌的末端。她想要知道它有多长。而后，当我们经过走廊的时候，她一直看着我。在我们见到她父亲时，罗莎牵起我的手不想放开。她父亲帮她穿上外套，然后她追着我，直视我的脸，并且噘起嘴唇试图和我吻别。

第二节会谈

当我第二周见到她时，罗莎将我称为甘女士。一进入房间，她就想画画，她在许多东西的中间画了一个小女孩，她说女孩掉进水里正在溺水。她补充说，“天鹅们必须帮助她。它们扔出一个游泳圈漂向女孩。有一个三条腿而不是四条腿的男人，正在试图救她。画中的小女孩正在对那个人说‘呜’。”罗莎一边画着女孩张开的嘴，一边不停地重复着“呜”的声音，通过她的声调表达着不同的怪异感觉（图 3.4）。

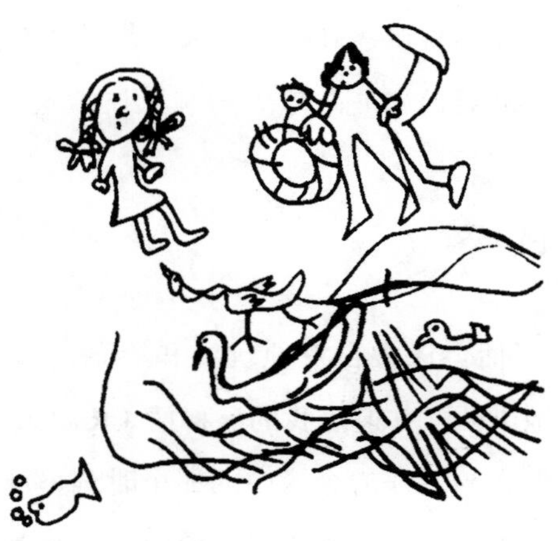

图 3.4　罗莎的画（4）

然后，罗莎用铅笔戳了戳一匹白色的塑料马，之后又用她的铅笔弄伤了我的手指。在我说“哎哟，你一定是想让我感觉到痛”之后，她笑了。当我问她什么伤害了她时，罗莎回答说，她的妈妈和爸爸有时会打她。她爸爸会打她的屁股。她指着自己的生殖器区域，说学校的孩子们踢了她的那里。她补充说：“但我妈妈会亲吻我的屁屁，有时她说她会把我吃掉。”

此后不久，罗莎放了两只奶牛，并在两侧放了两只小牛，放的位置让小牛可以从它们的母亲那里吃到奶。她说小牛吮吸了很长时间，并把它们留在那里几分钟。

然后，马和奶牛之间不停地战斗。罗莎说最后它们杀死了对方。她补充说，然后大象来吃掉了牛。后来，玩偶宝宝躺在被罗莎称为“大象爸爸的鼻子（daddy elephant’s trunk）”上，好像找到了一个安全的地方。

到了该离开的时候，罗莎再次拼命地想留在我身边。她用一只手抓住大象和玩偶宝宝，另一只手腾出来抓住了我的手。我说她多么需要留在一个安全的地方去交谈、玩耍和表达她的感受。她试图说服我让她留下来。我感觉到她为即将不得不离开我再回到她的家庭而恐慌。

家庭的内在世界

因为罗莎在评估会谈中自发地玩耍和绘画，我的干预主要是观察她，专注地倾听她讲话，并追踪我的反移情（Racker，H.，1974）。我的发言只是为了强调在与罗莎的会谈中的那个时刻呈现出的重要情绪。罗莎也与她的父母和皮埃特罗（她 3 岁的弟弟）一起参加了两次家庭评估会谈。在这些会谈中，我们探讨了家庭关系和影响罗莎情绪发展及身体发育不良的因素。和惯常一样，罗莎的老师也为她完成了一份学业状况简介。

罗莎内心世界的人物，是通过罗莎的本能冲动、她爱和恨的能力、她的潜意识幻想，以及她在家庭、学校和社会环境中的体验这几者之间的相互影响而产生的。我尝试在没有过多评论的情况下呈现罗莎的会谈，这样可以让不同理论倾向的临床专业人士得出自己的结论。我自己的解释如下。

母职角色

罗莎的游戏中出现了两个对比鲜明的母职角色（maternal figure）的

形象。两只小牛吮吸奶牛乳头的形象，表明了她希望延长作“母亲的小宝宝”的体验。这里她稍微想了想，要不要与母亲玩耍以及与他人分享母亲。然而，与母亲的分离对罗莎来说是一个问题。必须把小女孩和那个男人从大鱼吞噬和溺水的险境中解救出来的那个美人鱼，就是一个想象中的解决方案。美人鱼代表了一个全能的结构，罗莎在缺乏具有涵容性的内在母职角色时，可以转向美人鱼求助。在外在母职角色缺席的情况下，美人鱼支持着罗莎面对她对迫害性人物的巨大恐惧。

在会谈结束时，罗莎拼命地黏住我。似乎像是当她不能成功地保持依附在内在母职角色身上或者不能建立起一个内在的好母亲时，她会通过在潜意识幻想中撕咬母亲来作为对策。于是母职的角色中充满了罗莎的破坏性撕咬的投射，并呈现为一条骇人之鱼的形象，威胁着要吞食孩子。

这些吞食和咬人的特征出现在她画在小女孩上方的大鱼身上。吞食的景象也隐含在她的“我妈妈说她要把我吃掉”的陈述中。母亲可能是充满爱意地说出此番话的，但罗莎潜意识中把这些话理解为一种威胁。有人也可能认为罗莎正处于对吞食的暴怒之中，这可能与她断奶期间的经历有关，或者与母亲之间其他的分离经历有关。似乎在她的脑海中有一个迫害性的母亲－乳房，这个形象被投射到所有的食物上。然后，罗莎可能将食物体验为坏的和不安全的东西，不能吃。为了避免遭到可怕的迫害性母亲－乳房的报复性撕咬攻击，罗莎不得不抑制自己的咬食。

除了投射到母亲身上的口腔撕咬的潜意识幻想以外，还有一些性方面的潜意识幻想同时存在。当小罗莎独自一人时，就像上下铺的松鼠一样，她觉得自己缺少一个支持性的内在人物，而只有一个带着性诱惑的母亲，以拥有肉欲十足的嘴唇的太阳来代表，也用与丈夫争吵的新娘来代表。与父母之一结合的愿望，意味着罗莎既是父亲也是母亲的竞争对手。

父职角色

最初，父职角色（paternal figure）似乎是一个强力和保护的形象，拯救了这个小女孩。然而，紧接着，罗莎在小女孩和父亲周围画了一个圆圈。这表达了一些秘密的俄狄浦斯联结，母亲是一个张口吞食和竞争敌对的人物。父职角色显示出其自身的软弱，被一个母职角色所支配，她更有力量、愤怒而专横，例如：妻子让丈夫去工作，同时抱怨丈夫没有提供结婚戒指，也没有钱买结婚戒指。

手足与同辈

罗莎描绘了她能够与其他兄弟姐妹分享母亲照顾的场景。当母亲不在场时，罗莎会遭遇困难，她无法成功地于内在保有一个正向的母职角色，就如在孩子们踢她和伤害她而无人保护的学校故事中那样。

在意识层面，罗莎努力成为弟弟皮埃特罗的一个好的小妈妈。然而，在学校里，她身上似乎存在一种挑起攻击并且陷入施受虐境地中的倾向。罗莎把她对弟弟的攻击性情感，置换到了她和同学的关系中。

双亲配偶

父母也是一对夫妻的这一观点，给罗莎带来了一系列问题。她很快地将太阳性化，母亲变成了一个因为结婚戒指生气的妻子，奶牛被大象吃掉以及反过来。当母亲与父亲有性关系时，罗莎的吞食愤怒就会出现。在这一点上，罗莎的愤怒似乎被投射到父母之间的性行为中。罗莎的愤怒投射到这对夫妇身上，其结果是形成了一个以主人公们死亡为结局的打斗画面。例如马和牛打架，互相残杀，而大象爸爸吃掉奶牛。

结论

罗莎是一个极度焦虑的女孩，认同一个全能人物——她自己的一个假性成熟部分（可能由美人鱼代表）——以保护她免受迫害恐惧。虽然她感到自己已经长大了，但她不断地被与受损的内在客体有关的恐惧所困扰。她对父母这对配偶的撕咬攻击，致使她独自看着一对父母互相撕咬和攻击的内心画面。

利用她的假性成熟身份认同，罗莎试图成为父亲的伴侣，但这也激起了她对母亲报复的恐惧。她需要感觉到“长大成人”，并控制局势；但同时，她也认同了一个饥饿、依赖和脆弱的孩子。拒绝进食和她学习上的困难，似乎与作为一个依然需要依赖他人的孩子的痛楚有关。学习和进食，感觉上都与令人恐惧的和糟糕的体验进入她内部的可能性关联在一起。

对罗莎的个人评估与家庭评估一起进行的回顾，揭示出家庭中存在着极其冲突的婚姻关系。在家庭会谈中，罗莎抱怨自己“内心已死”和“麻木无感”。我们最后决定为罗莎进行个体治疗，并且鼓励她参与我们提供的两周一次的家庭治疗会谈。

广泛性拒绝的孩子在精神科病房的康复过程

每年我都会评估几个这样的孩子，他们没有更为精确的精神科诊断，而是被界定为“广泛性拒绝”。这些孩子在从几个月到一年多不等的时间里不吃、不喝、不走路、不说话，或不以任何其他方式照顾自己。如果没有医疗干预，这些孩子显然注定会死亡。这些儿童在面对欲望或察觉时，使用各种心理过程来封锁他们的心智，封锁对亲密关系和代表着生命本身的食物的渴望。这些心理过程涉及对现实的彻底拒绝、身体限缩或性欲化、原始的全知和全能（Magagna，J.，1987）。

在儿科病房进行诊断性干预的过程中，孩子们已退出了所有的社交联结，并拒绝食物。因为他们不说话，所以有必要通过延长的心理治疗性评估，来详细观察儿童。在这些评估会谈中，我找到一种生动的方式与孩子进行交谈，即使用毛绒动物、木偶和家庭玩偶，以各种方式来讲述这些通过蜷缩和保持安静来寻求保护的“小人儿”的故事。伴随着这样的叙述，我也观察孩子的非语言交流——远离我或靠向我的一刻，或者表现出对我所说的话感兴趣的一瞥。我会说到孩子在精神科病房的生活。在做这件事的时候，我用玩偶代表事件，例如与父母、护士或者其他孩子的一次会面。渐渐地，孩子就开始带着情感，投入而安静地玩玩偶。随后，孩子通常开始给出一些更为明确的面部或手势信号，绘画，写几个字或说话（Magagna，J.，1996）。

现在，我将介绍我与一个罹患此综合征的孩子的工作。

卡拉的案例

卡拉，11 岁，在儿科病房住院三个月，有健康状况不佳的病史，开始是跌倒和嘴唇干裂，然后是嘴唇疼痛和开裂、口腔溃疡、精神萎靡，拒绝吃或喝。她变得越来越退缩，最终不再走路、进食、喝水和说话，只会发出尖锐的呻吟。因为她完全拒绝食物和饮品，已经安装了三个月鼻胃管。

当我见到她时，她坐在轮椅上。她的身体完全蜷缩起来，她的脸完全被她的手、手臂和金色的长发盖住了。表达她身体感觉和情感体验的姿势和面部表情，似乎全部瘫痪了（Brenman-Pick，1985）。她对任何评论或提问、护士或父母的任何触摸，统统既没有声音也没有身体动作上的反应。卡拉似乎在用强烈的拒绝，来阻止自己知晓自己的身体痛苦、情感和身体需求。

当卡拉最终开始说话时，她坚信自己没有家庭，过去和现在她都与病房以外的任何人没有重要的关系。她表现得就像她过去的学业成功从未发生过一样。

对卡拉的评估，就像我见过的其他呈现类似问题的孩子一样，是一个持续的过程。值得与卡拉一起铭记心上的是，身体的一些部分被理想化地认为是永久的感官舒适的来源。每个人，包括家人、医院工作人员和我自己，在她的心智中都被认同为她的破坏性冲动。人们的接近，威胁了卡拉的原始全能保护性结构，所以她感到害怕。

当我第一次见到她时，我发现重要的是要避免与她太直接地对视或交谈。我讲述了一个孩子寻求安全感的故事，用一个玩具动物或玩偶作为人物，讲它试图以各种方式在它与大自然和其他动物的关系中寻找安全之地；此时，她倾听着。动物和玩偶故事的戏剧表演不是在卡拉正前方进行的，而是在她的侧面。这让她能够感到自由地转向我，而不因为被一个人正面相对而感到被约束，对她来说正面相对仍然太危险。当卡拉蜷缩在她的双手后面时，与任何情感上的重要理解相比，她常常看起来更喜欢维持不动所带来的全然不变的身体感觉。

渐渐地，她开始透过手或头发的缝隙偷偷地看过来，迅速转一下头，瞥一眼由动物和玩偶所展示的故事。当她这样做的时候，我的回应是，告诉她我知道了她可能对我正在讲述的内容有兴趣。我用心跟随她的反应，以及我在她旁边生动地戏剧化呈现的故事给她的反应赋予的情感意义，激发了卡拉对生命的渴望。

这些故事最初围绕着对现实的彻底拒绝、身体限缩和性欲化、原始全知和全能的主题。这里有一些例子，说明我如何跟随卡拉的非语言反应，用第三人称与她分享我对她的一些理解，而不是直接用第一人称和她说话。我用第三人称说话，因为这对她来说似乎不那么具有威胁性。我觉得她能够接收到我正在对她说的话，而不是感觉我的理解直接侵入性地指向她。

> **关于彻底拒绝**。卡拉完全躲藏在她的双手、手臂和头发后面。我拿着一个蜷缩姿势的玩偶，我说："太可怕了。我该怎么办？我必须躲避一切。我闭上眼睛。我关闭心智。我必须远离每个人，才能感到安全。"
>
> **关于身体限缩和性欲化**。卡拉把她的手紧紧地压在脸上，她的身体完全蜷缩成一个球的形状。我用那个蜷缩姿势的玩偶说："我不喜欢待在这里。感觉不太好。这好可怕，但我的手很好，它们安慰我。我可以仰赖它们。这些我拥有的、能够安抚我的东西就是好的。那些护士给的东西是可怕的。妈妈来了又走了。然后我留在了一个非常不安全的地方。我不喜欢离开妈妈。"
>
> **关于原始的全知和全能**。当我没有直视卡拉时，她暗暗地观察着我和房间。我拿着玩偶说："我能注意到发生了什么事。我需要注意到每一个细小的变化，以避免危险。我必须有所知晓。我只能相信来自我自己的东西。我只能依靠我能为自己做的事情。我可以照顾好自己。我必须隐藏自己，保护自己免受每个人的伤害。我必须看着正在发生的一切，以确保我是安全的。"

与主要照料者的依恋形成

渐渐地，卡拉可以更为直接地看着她的主要工作人员，希望他们注意到她。最初，我们描述了她惊恐或暴怒的感觉，因为我们误解了她，而且也没有满足她的愿望或需要。在我们成功地让她活跃起来，有了兴致，受到滋养，并表现出我们对她目前的情感愿望和需求的理解时，卡拉转向我们，就像向日葵转向太阳。渐渐地，她变得能够吸收我们的理解，从而发掘了心理成长的可能性。（一年后，卡拉进食良好、生活正常，能够用言语表达自己的情感，很好地融入朋友们，并且在学校学业上很成功。）

我的印象是，想要能够帮助像卡拉这样的孩子不再依赖于以自我限制的方式保护自己，唯一的办法是通过与某个人建立关系，而这个人要像母亲对待受到惊吓的婴儿那样对她进行细致周到的回应（Magagna, J.，1999）。在一个广泛性拒绝的孩子的不同发展阶段，用这些特殊的模式来理解非常原始的情感体验和身体感觉，似乎是适当的。

最初，去诠释孩子需要一个安全的地方和一种方式来安全地维持自己的完整性，这似乎很重要。当孩子使用"紧握拇指"的保护措施时，我诠释了她要用她的身体、她的手，用让自己感觉好些的蜷缩姿势，来远离危险而安全地待着。值得重点注意的是，当这个孩子感觉到外部世界是可怕而有害的时，她就通过把自己的身体与他人分离开而让自己感觉好些。随后，重要的是将对孩子动作意义的更深层理解用言语表达出来，同时把自己置于她身边，围绕她当前情绪投注的内容和发生在她身边的事情，生动形象地讲述一个故事。一个有用的做法是，提供一个具体的焦点来让孩子关注，在故事中使用第三人称人物角色，逐渐推进情感强度的层次，先使用例如积木，然后是玩具，接下来是动物，再后来是家庭人物玩偶。

渐渐地，治疗师能够注意到孩子对治疗师感兴趣和依恋的时刻开始出现。特别是可以注意到孩子把治疗师当成好人的时刻，并要理解和允许她发展一种强烈的依赖。随后的诠释更详细地集中在孩子对治疗师的体验方面。治疗师可能会被体验为不善解人意、令人恼怒的家伙，因为出现得太晚或缺席，说话太多或过于沉默。此后的诠释则围绕着治疗师作为嫉妒（jealous）的来源而展开，因为她能和别人交谈或者看着别人。

在将治疗师作为关注焦点进行充分的工作之后，治疗师随后被描述为一个能够感受到孩子投射的人，例如感受到被抛弃或者自己不好。当孩子感知到，投射在治疗师内部的感觉可以得到充分的涵容时，治疗师就能帮助孩子探索和表达因不被理解而产生的恐慌和愤怒的感觉，以及治疗师和主要工作人员如何没有按照她的意愿满足她的需求。如果孩子的感情太强烈和/或冲突，我就用玩偶来生动形象地展现冲突，用玩偶代表向我诉说的孩子——那个当我不能理解她或离开她时会哭泣的孩子。有时，我用孩童的声音，用第一人称说话，表达我自己对她的心中感受的共鸣。随后，我会暗示，孩子自己正在感受的，正如我站在孩子的立场所说的。

我的经验是，如果外在的他人提供了一种包含着与孩子实际情感生活有重要相关性的活力、兴趣和滋养的体验，那么孩子就会开始转向治疗师。一种对治疗师的理解的依赖，由此就产生了。孩子逐渐减少了对保护自己的原始全能措施的依赖；取而代之的是，儿童开始信任治疗师、工作人员和父母。这样，孩子就有可能内摄好的内在父母角色，而他们的心理成长也可以继续了。

结语

我一直在尽我所能地展现，思考如何向这些遭受痛苦的孩子传达治疗性理解是多么重要。人类的每一项活动都有其内在的情感意义。人类最重要的需求之一，是在亲密的关系中被另一个人深刻地理解。基于这些原因，我坚信，任何儿童，无论她是否处于沉默不语和 / 或消瘦憔悴的状况之下，都不应被剥夺获得治疗性理解的机会。

我不同意个体心理治疗只能提供给那些基本上健康、聪明、能够表达情感体验的孩子的这种观点。然而，为了安全地与这些生病的孩子工作，必须评估治疗设置在物质上和情感上的资源优势，以及进食障碍孩子的身体健康状况。对于心理治疗师来说最为重要的，是去判断什么强度的接触是孩子可以忍受的，并相应地调整工作方法。

（曹晓鸥 译）

注释

来我们诊所就诊的患者中，有大约 27% 的青春期前厌食症儿童（8–14 岁）是男孩；然而为了便于写作，我用女性代词来指代厌食症儿童。

参考文献

Brenman-Pick. (1985). ‘Working through in the counter-transference’. *International Journal of Psychoanalysis*, 66: 157-66.

Farrell, E. (1995). *Lost for words: The psychoanalysis of anorexia and bulimia*. London: Process Press.

Fosson, A. et al. (1987). ‘Early onset anorexia nervosa’. *Archives of Disease in Childhood*, 62: 114-118.

Garner, D. & Garfinkel, P. (Eds.). (1997). *Handbook of treatment for eating disorders*, (2nd ed.). London: Guilford Press.

Hinshelwood, R. (1994). *Clinical Klein*. London: Free Association Books.

Lask, B. (1993). 'Management Overview'. In B. Lask & R. Bryant-Waugh (Eds.), *Childhood Onset Anorexia Nervosa and Related Eating Disorders.* London: Lawrence Erlbaum.

Magagna, J. (1987). 'Three years of infant observation with Mrs. Bick'. In *Journal of Child Psychotherapy*, 13, No.1, London.

—(1996). 'Understanding the unspoken: Psychotherapy with children having severe eating disorders'. In *Psychosomatic problems in children*, (ACPP Occasional Papers No. 12), London.

—(1998). 'Psychodynamic psychotherapy in an in-patient setting'. In J. Green & B. Jacobs (Eds.), *The child psychiatry in-patient unit*. London: Routledge.

—(1999). 'Individual Psychodynamic Psychotherapy'. In B. Lask & R. Bryant-Waugh (Eds.), *Childhood Onset Anorexia Nervosa and Related Eating Disorders*. London: Psychology Press Ltd.

Magagna, J., & Segal, B. (1990). 'L'attachement and les processus psychotiques chez un adolescent anorexique'. In Grapp (Ed.), *Psychoses and creation*. Seuil, France: Diffusion Navarin.

Natterson, J. (1980). *The dream in clinical practice*. New York: Jason Aronson.

Nicholls, D., et al. (2000). 'Physical Assessment and Complications'. In B. Lask & R. Bryant-Waugh (Eds.), *Childhood Onset Anorexia Nervosa and Relaed Eating Disorders.* London: Psychology Press.

Palazzoli, M. (1974). *Self-starvation.* London: Jason Aronson.

Racker, H. (1974). *Transference and Countertransference.* London: Hogarth Press.

Rey, H. (1994). 'Anorexia nervosa'. In J. Magagna (Ed.), *Universals of Psychoanalysis.* London: Free Association Press.

Rosenfeld, H., (1987). *Impasse and Interpretation.* London: Tavistock Publications.

Russell, G. (1985). 'Pre-menarcheal anorexia nervosa and its sequelae'. *Journal of Psychiatric Research*, 19: 363-369.

第四章

家庭破裂后会发生什么？

——对经历过剥夺、创伤和多重丧失的儿童的评估

玛格丽特·拉斯廷（Margaret Rustin）

儿童可能会因为各种原因而失去他们原生家庭的持续照料。本章重点将放在经历过严重丧失的儿童身上。这类儿童是指那些其家庭无法持续提供住处，并已进入国家儿童保育系统的儿童。有些是因为他们的家庭不堪重负而请求帮助，有些则是在国家干预下将儿童从虐待的家庭中带走，这些儿童就成了社会工作机构的责任，他们被安排在寄宿家庭（residential homes）或寄养安置所（foster-placements），有些最终会进入领养家庭（in adoptive）。在这一群体中，被转介来接受心理治疗评估的儿童，通常不是那些在原生家庭中有希望康复且有康复计划的儿童，而是那些正在被安排进入或者已经进入长期替代安置计划的儿童。他们是那些没能通过替代照顾得到足够帮助的儿童，他们的心理痛苦是显而易见的，他们表现出明显的不快乐和生活上的困难，或是体现在他们给照顾者以及更广泛的世界带来的困扰上。

评估的任务包含几个方面。将整体情境的外部因素和内部因素加以区分是有帮助的。外部因素包括在家庭和学校负责儿童福祉的成人，这些成人的感受、愿望、焦虑和脆弱性，还包括持续照料以及可能的治疗方案的可行性选择。内在因素则是源于孩子内在天性的因素，及其对孩子人际关系能力和学习能力的影响。

评估必须注意以下几个方面：干预是否适当；弄清楚是谁在寻求帮助以及所寻求的帮助是否可得；考虑时机的议题；考虑不同形式的治疗；还要考虑通过各种形式的治疗可以解决什么问题、不能解决什么问题。评估工作在更广泛的方面，则包括探索转介的脉络以及这个转介对专业人士和其他相关的成年人意味着什么；还要探索被转介儿童的父母责任架构在运用持续的专业帮助时参与的性质和投入的质量。除了这些议题的判断外，还需要评估心理治疗对儿童的可获得性，评估员要权衡儿童是否适合进行精神分析取向心理治疗的个体治疗。评估过程的最终任务，是以先前的探索为基础，与儿童和成年责任人（responsible adults）一起讨论得出结论。使用“最终”一词可能有些误导性，因为这是一个评估在全程中都持续进行着的框架：它必须是一个对话的历程、一个双向沟通的历程，并且共享已经理解和尚未理解的内容的历程。一个令人满意的结果是，参与评估的各方都同意彼此已经取得的一定程度的共识，并且提出的干预措施也整合了现有的各种观点。

在这种评估工作过程中，先讨论一些临床案例，然后再讨论技术问题和将会面临的不同选择，会非常有帮助。尽管有必要建立一些关于如何建构评估的模型，但我想说的是，评估模型需要最大限度地有弹性，只说明如何完成这些任务的模型帮助最小。我所借鉴的基本模型提出了以下议题供探索。

1. 谁对转介来的孩子负有养育责任？这是否可以牢固地确定？在包含诸如养父母、社工、学校，乃至寄宿安置一类的复杂关系网络中，这些信息有可能模糊不清。
2. 谁正在经历心理痛苦？是否有人知道这个痛苦？
3. 谁在寻求帮助？孩子被转介过来，但可能不是这个孩子觉得自己需要帮助。
4. 孩子的成长史是可以被重新叙述的吗？这类孩子带来的往往是一段充满空白的成长史。到目前为止它们是怎样被谈及的？
5. 我能在多大程度上触及潜在的冲突和焦虑？防御的僵化程度如何？
6. 在评估过程中，他们对痛苦情绪的反应是什么？如果有人提供支持，这个痛苦能够被忍受吗？

7. 从反移情的感觉中可以发现什么？我是否有动力去帮助对方？如果没有，原因是什么呢？

然而，在即将开始这项工作时，需要考虑一个关键点。那就是之所以要求进行评估，是因为无法承受的丧失很可能与其他创伤相关，因此必须仔细计划干预措施，以能够涵容而不是加剧任何被再次激起的与丧失相关的痛苦感情。这是一项艰难的任务。因丧失而受到创伤的孩子，其理解事物所需的反思能力已被击垮，所以他们非常脆弱，极易受到伤害。如果他们向心理治疗师敞开心扉，评估的结束可能会让他们感到是一种残忍的中断或拒绝。如果在评估和正式治疗之间有一段等候时间，他们可能会感到被遗弃，并且处在一种暴露和保护不足的心理状态中。如果他们通过建立较表面化的关系来应对重复性的丧失，他们可能会对治疗师产生过早但表浅的投入与热情。如果他们用僵住（frozen）和警觉来作为应对伤害的防御，若不把他们不敢抱有希望这个因素考虑进去，那么他们可能会让人感觉难以接近，而且很容易对自己感到绝望。我们并不能详尽地列出这类例子的清单，但确实要强调这项工作需要细致、清晰和勇气：我们处理的是极端的心理痛苦；我们需要留意这些极端的心理痛苦留下的伤痕以及未被彻底治愈的部分。

我们是否值得信赖，有赖于我们自己提供什么。无论会谈的顺序如何，必须始终清晰的是，下一步是什么，以及它将何时发生。对于经历过灾难和不可预测性的孩子来说，未知的结局是很可怕的。这意味着，如果进行评估的人员无法提供后续的治疗，这需要在一开始就加以澄清，否则它可能会被体验为像是诱惑和背叛。治疗师不得不面对这样一个事实：即自己能够给予患者的非常有限，这通常会让治疗师感到残酷，但是如果我们不把这种有限性说清楚，那么我们是以牺牲患者的利益为代价在保护自己，希望自己会被视为慷慨仁慈的。

心理治疗要想可行，就必须有一个明确的养育责任归属（locus of

parental responsibility）；否则，作为一个潜在移情客体的治疗师——该客体可以通过参与孩子的内在世界来提供帮助，与作为替代性父母的治疗师，这两者之间可能会发生混淆。一个失去父母的孩子内心的压力是巨大的，他们希望在治疗师这个人身上“找到”父母，所以治疗师必须非常小心，以免在孩子身上激起不切实际的希望，例如，希望治疗师就是失去很久的亲生母亲，或者一个等待领养的孩子希望**这个**人（治疗师）就是即将领养他的人。于外在层面，只有当某人真正承诺承担父母的任务时，这种希望才能得到支持。孩子在这方面的需求可以由养父母，或者社工与父母或养父母（或两者）一起承担，也可以由法定的社工与负责照料儿童的寄养机构一起承担。需要特别注意的是，当存在一个复杂的共同责任网络时，不同的人之间会呈现出不同的观点。有时，专业人士之间的这些分裂可能反映出孩子内心世界的极端分裂；而当这种情况发生时，分裂的力量尤其强大。但它们也可能代表着对儿童保育的不同思想体系，或机构间、机构内的竞争（rivalry）。布里顿（Britton）在“历经严重剥夺的儿童的心理治疗”（Boston & Szur，1983）这篇文章中对此类议题的探讨很有帮助。近年来，尽管法律框架发生了变化，但布里顿所描述的基本模式仍然是贴切的。孩子必须是某人的孩子，在某人的心目中占有一席之地。

我想对比两种评估，第一种评估是针对功能正常的父母，先前已对此给出定义；第二种评估则是针对缺乏正常功能的父母。在这两个案例中都涉及两个孩子，以及同父异母或同母异父的半血缘手足。我们还要留意到与参与评估工作的其他专业人士之间紧密合作的困难和重要性。在此，同样可以看到同事之间破坏性分裂的危险：受过精神分析训练的专业人士也未必能避免以见诸行动来代替思考！我给出的两个案例，在其中一个案例中，诊所内的临床工作者之间的合作是有效的，而在另一个案例中则并非如此。

洛林和大卫，分别是14岁和10岁，由他们的社工和未来即将领养他们的父母转介而来，他们已经和养父母住在一起了。我们了解到他们俩的一段相当详细的过往经历：他们俩分别在5岁和1岁的时候从缺乏支持的母亲那里被带走，被同时带走的还有另一个3岁的女儿，这个孩子在独自一人被留在家里的时候因为意外受了重伤。在这次事件之前发生过许多被忽视和虐待的事件。经过医院治疗之后，受伤的孩子被送去领养。另外两个孩子一直生活在一起，曾经住在儿童之家和长期的寄养安置所，但最终都因为他们被令人伤心地拒绝而结束。诊所里一位精神科医生会见了社工和养父母，和他们讨论了孩子们的早年生活、目前的困难以及长期照顾的计划，为接下来的收养做准备。两个孩子在学校都遇到了一些困难，而且与他们一起生活确实也非常困难，养父母希望治疗能帮助两个孩子更好地利用他们承诺提供给孩子们的家庭生活。

我决定先一起见两个孩子，因为在他们动荡的生活中，一个不变的因素就是他们一直生活在一起。我想观察一下他们互动的本质，计划以后再单独见他们。

我完全没有料到在会谈中会发生那么混乱的场景。

大卫看起来比他这个年龄的孩子个子小，金发、整洁，是个活泼的孩子。相比之下，洛林身材相对高大，笨拙、黑发，看上去比她的实际年龄小。他们在候诊室里看一本“婴儿”书，洛林坐在婴儿椅上，并开玩笑说他们俩是婴儿。大卫立即带来了影响，对于如何处理从自动售货机里得到的饮料，他有些焦虑，并且热情地要求乘电梯到我的治疗室去。我觉得迫切需要控制现场，于是我说我们可以走下去，但最后可以乘电梯上来。

我在治疗室中间的一张矮桌子上放了一些小玩具，在靠窗的桌子上放了一些绘画材料。大卫朝玩具走去，但看到洛林已经坐下了，他也坐了下来。我简要地说，这是我了解他们的一个机会，并表示玩具和绘画材料是给他们用的。他们的目光相遇，并爆发出长时间的咯咯笑声。大卫咯咯笑的声音既激烈又大声，给人的印象是他在努力使自己逐渐地兴奋起来。他们聒噪地互相指责："你逗我笑了。"伴随着咯咯笑声的持续，我说，在一起愉快地开怀大笑，也许比琢磨我是谁或想知道在这里应该做什么要舒服得多。富有感染力的笑声仍在持续，于是我谈到他们的尴尬；过了一会儿，我说他们喧闹的笑声充满了整个房间，没有留下任何空白。这句评论与他们产生了联结，他们开始研究玩具。然而，混乱和嘈杂是剧烈的，而且竞争主宰了一切。他们粗暴地争吵、抢夺、辱骂着。大卫满口脏话，不断辱骂洛林，洛林则打了他的头以示报复。

仔细观察现场，我觉得房间里有两个疯狂的幼儿，只不过有着大孩子的身体。我坚定地说我希望他们给我讲讲他们的事，然后大卫开始讲述小妹受伤的故事。他说妈妈很傻，她出去了，把他们独自留在家里。在这段讲述中，噪音和接连不断的干扰一直持续着，但我努力地搞清楚了所发生的事情，并了解了他们当前和那个妹妹的联系情况。我说这件事一定很恐怖也很吓人，他们对此表示同意，但是任何尝试让他们继续讲述接下来发生的事情的努力都毫无进展，取而代之的是更多的兴奋和噪音。

孩子们决定画画。这也演变成了一场争吵，他们彼此都想要对方的铅笔，因为他们总觉得对方的铅笔笔头比自己的更尖，尽管那儿有削笔器。大卫非常焦躁不安，他就去干扰洛林，那时候，洛林在慢慢而仔细地画画，并且享受其中。大卫画了一个巫婆，一只蜘蛛正在从巫婆的鼻孔里钻出来，巫婆说："杀了我。"我问大卫巫婆是对谁说的，他说"对洛林"，并把图画推给洛林。"会发生什么呢？"我问道。"她会被吓到的。"他回答。然后他画了一只患有麻疹的长颈鹿，他宣称："这是一种只有讨厌鬼才会得的特殊疾病。"然后，他仿照洛林精心画的那匹马，也潦草地画了一匹马。洛林画了两匹马，她说，第一匹是一匹障碍赛的赛马，它的"头太大"，第二匹是一匹用碎布拼接成的马，"长途跋涉后非常疲惫"。她不知道马是因为累了还是因为它在吃东西所以低着头，但接着她又加了些草，说这匹马就像割草机。她说自己骑过马。她的胳膊最近因为跌落下来而摔断了，她给我看了她受伤的胳膊。她把两张图画递给我，说："这是给你的。"现在，她安静了下来，享受着我的关注。这个充满希望的转向我（的动作），非常动人。

与此同时，大卫去玩大块积木。我坐在孩子们中间，试图能同时看到和听到他们两个人。大卫的游戏分为两个阶段。首先，他花很多时间搭建了摇摇欲坠的塔楼；然后，再用汽车把它们推倒，或者干脆用手把它们捣毁。快乐似乎就在粉碎一切的这一刻。他开始谈论比萨斜塔，以及它为什么倾斜；两个孩子都在猜测，如果它倒下会发生什么？大卫在捣毁游戏中躁狂性的喜悦渐渐消失了，他开始变得泄气，有点不开心，因为他无法建造更高的建筑。

现在我可以勾勒出他们共同的焦虑了，他们用自己的方式表达出了他们的焦虑。我谈到了他们两人的感受，即他们都觉得有东西没有平衡好——洛林的马头太大了，而大卫的塔楼头重脚轻。是不是有什么东西有点太难应付了？我想着一个头/心智的意象，它涵容不了如此沉重的东西。当然，他们已经直接地向我呈现了这个困难，而我自己所面临的问题是我是否能够处理得了。一想到他们弄出的声响会打扰到周围的同事和其他患者我就感到烦闷。这次干预之后，大卫的建筑技术进步了，他非常享受自己的成功。我想我可能通过这个诠释充分地涵容了他的焦虑。他也开始向我展现他非常鲜活的智慧，这非常打动我，因为他的机智现在不是用来折磨洛林，而是用来观察所有不同种类的积木，并找出它们可以被组合在一起的各种方式。

洛林一直在念叨复活节假期的计划，对于要去探望领养母亲的母亲，她既兴奋又困惑，她还谈到了她很快就要进行耳套植入手术①。她清晰解释了这所有的一切，关于她耳朵里面的液体、她持续性的感冒症状，以及她希望当她的鼻子经过灼烧治疗后，她会摆脱所有黏稠的鼻黏膜分泌物。事实上，这个症状对她的困扰非常明显。我在心里想着她对我们诊所的看法——这里是否也为她做了些什么，让她感觉好些？她走到大卫忙活着的桌子旁，和小玩偶以及动物们玩了一会儿。他们又开始了一阵抢夺彼此东西的互动，但后来大卫把注意力放在打造一个特别精致的建筑上，然后两个孩子就都投入到这个建筑上了。那时，空气中弥漫着一种更加安静的紧张，我在想这座建筑是否也会被捣毁。事实上，有些车子以危险的速度在周围行驶，伴随着刺耳的刹车声和突然的急转弯，就像赛车在赛道上避免打滑时发生的一样，这些车子会在惨案可能发生的地方之前几厘米处才被刹停。在这过程中，两个孩子都在小桌子旁玩着同样的游戏。我注意到了那座建筑的形状，所以当他们问

① 耳套植入手术是将一根被称为耳套的微型耳管插入鼓膜，治疗“胶耳 / 中耳炎”的症状。——译者注

我它叫什么名字时，我直截了当地回答说，它让我想起了白金汉宫。大卫高兴地确认我猜对了。我确信这个游戏对他们来说有着共同的意义，并且我推测这关系到他们对这个议题的高度关注程度，即这个“宫殿”是否足够坚固，足以经受住他们的破坏性——我觉得这座宫殿代表着他们的新家是令人向往的，拥有丰饶的物质和情感的丰富性。还有一个问题，那就是他们对于被给予了这些而感到的惊异和感激之情，是否能够涵容他们强大的想要做毁坏测试的攻击和破坏冲动。

在这次会谈中，我对他们俩所构建的共同防御体系印象深刻——由欢笑和污言秽语而增强的兴奋，有效地承载了焦虑；他们的相互依附，缓解了潜在的孤独感，也缓解了在面对自己和未来诸多担忧时的恐惧。大卫个性强悍且聪慧，尽管他有一系列躁狂式的防御，但我认为还是有可能快速地碰触到他的脆弱性的。洛林似乎比较没有安全感，她急于找到可以依靠的东西。

我决定接下来单独会见他们俩，我将简短地描述一下这几节会谈中呈现出来的鲜明对照。

洛林开始变得犹犹豫豫，我说，大卫不在她觉得不舒服。简短的谈话使她回忆起了上次与大卫的那节联合治疗[①]（joint session）——“那些积木！”她咯咯地笑了——然后开始画画。她勾画了一张复杂的包含宇宙、地球、太空、行星等的图，并迷失在试图记住这些行星名字的努力中。把这张图放在一边，她又画了一幅复活节的图，但她说结果自己画错了：“我总是这样。”她补充道。然后她做了一张复活节贺卡。我对她说，

① 联合治疗，这里指的是与两个孩子一起工作的那一节治疗。——译者注

她画这张图是在尝试向我展示她生活于其中的世界，包括她的外在世界和内在世界、她的记忆、过去和现在、她第一个家和她现在的新家。她想让我看到这里面有多少缺口——但她不太能理解我说的话。我提到他们曾对我说过的，他们的生命故事中有着长达几年的空白。然后，她让我注意到她犯的一个错误，她把“E”写成了“4”，我把这视为去更多地谈论这个四口新家的可能切入口。然而，洛林并没有真正地听我在说什么。令人惊讶的是，与前一次会谈的喧闹相比，尽管这次会谈平和而平静，但她充耳不闻的程度让我感到担忧——她之前在所有噪音中能够“听到”的，比现在多得多！

她让我参与了一场和动物的友善游戏，游戏中我要为野生动物建一个动物园，而她要为家畜建一个农场。我们可以在忽略掉任何困难和痛苦的基础上，一起很惬意地玩一个小女孩的游戏。我们要为复活节的贺卡和美好祝愿感到高兴，要接受她表面上的友好，而不能挑战她潜在的无边界感，这些让我感到压力很大。她收拾玩具的时候说“等到下次”，在那一刻，这一点显而易见。我曾努力对她解释说我只见她这一次，以帮助我和她的父母一起思考，定期来诊所见其他治疗师是否会对她有帮助；但她的这一反应似乎否定了我先前所有的解释。我为此感到相当焦虑：很明显她的智力有限、依恋能力表浅，但也有证据表明大量的屏蔽在发生着，这使得我很难与这个内心有困难的孩子进行联结。她并没有**感觉到**焦虑，而且她很显然也不想在此时感到焦虑。

相比之下，大卫独自一人的时候则坦率地呈现了他的不安，并表达了没有洛林他有多紧张。他说：“她在这儿的时候好多了。”他安静地倾诉着，我觉得他害怕清楚地听到和感受到自己的焦虑。他又回到了积木、搭建塔楼和更多的汽车碰撞事故中。他宣称，搞破坏的汽车是由洛林驾驶的；而他，大卫，正驾驶着自卸卡车努力阻挠和应付洛林的攻击。他非常确信他是好人，洛林是坏人。我想知道他自己对于他上次展示给我的把东西撞坏是什么感觉。然后他建造了一座精致的建筑。再一次，洛林的车危险地靠近这座建筑，而大卫和他的盟友超人一起努力保护了它。

我尝试将此与他担心自己的生活会再次变得支离破碎进行了联系，并指出在他们叙述中没有提到的那些年。“这是个大秘密，”他说，“我不能谈论它。”他的声音变得非常微弱。由此我意识到，因为对自己和洛林内在潜藏的破坏性感到无比担忧，他感到自己如此渺小和脆弱。

游戏转换成了前往太空寻找一颗丢失的星星。他谈到了一件神秘的事情。“当它来地球的时候，有东西会再次醒来的。”当我说起他关于他自己、他自己的故事、所丢失的东西等问题时，他变得相当焦虑——他什么时候会再来这里？他将要待多久？我谈到了来诊所继续工作的可能性，他说“和洛林一起会更好些”，然后说他想早点回家，以便能赶上看电视上播放的泰山。我试着鼓励他留下来，然后他创作了一系列的电视英雄画像。他一边哼着主题曲一边说“他们帮助人类”，有了那些无所不能的保护者在身边，他再次感到安全。在一张画的背面，他画了一列装满煤并冒着浓烟的蒸汽火车，而当这个指向肛欲灌注（anal preoccupations）的潜意识影射发生时，他变得非常焦虑而想离开，而这个潜意识影射在前一次会谈中更为明显。

这些会谈提供了大量的素材，这些素材都与我在评估模式中提出的问题相关。尽管我知道我不能亲自进行接下来的治疗，但是两个孩子都对我产生了强烈的影响，让我想要帮助他们。他们的游戏和语言交流令人回味，一直驻留在我脑海里。我会把这理解为一种交流，我的反移情接收到了他们想要得到帮助的愿望，同样也接收到了他们关于自己的焦虑。在这些会谈中，对我的大部分影响都是转瞬即逝的，而总是在随后对互动的反思中，反移情的一些潜意识内容才得以在心中浮现，并在我的理解中加以利用。对会谈体验的仔细琢磨是评估过程的一个基本部分。留出时间去仔细思考发生了什么，逐渐汇聚其意义，在心中对意识和潜意识材料进行整合，这些都是必要的。我们需要避免过早地进行概念化，评估会谈所提供的结构可以促进我们进入比昂提出的遐思的历程（Bion，1962）。

我有证据表明孩子们的实际能力在多大程度上被适应不良的防御所削弱，主要是躁狂性的过度活跃，伴随着原始的分裂和投射。面对带有冲动性的破坏性，我还感受到了对力量和生存的焦虑压力，而这种冲动破坏性也是两个孩子和他们的养父母可能要面对的。我和两个孩子在一个治疗室里待了一小时的经验，让我生动地看到了一种文化冲突：这两个孩子形成了某种小帮派（Waddell，1998），而父母性角色可能会发现想要融入他们的小帮派非常困难。当以父母的角色尝试去了解孩子时，不难想象，大人产生焦虑和挫折的强度会如何。

成为一个家庭，就意味着孩子们要能够信任父母会回应他们更加婴儿化的依赖需求，并帮助他们逐渐将自己的个体人格从我观察到的彼此纠缠之中分离开来，而这会是一项艰巨的挑战。

什么治疗方法适合他们呢？尽管在那节联合治疗中，大量事件的混乱和速度带来了很多困难；但实际上我觉得，同时见两个孩子的时候，我能更多地与他们的焦虑有所联结。当他们使出浑身解数使用联合防御策略进行自我保护时，他们似乎感觉足够安全，可以时不时地听我讲话。但在个体治疗中，尽管有充分的素材可以进行诠释性的联结，但我仍然遭遇了被洛林屏蔽的倾向，她的充耳不闻和防御性的类似愚笨

（quasi-stupidity），以及大卫极易陷入难以忍受的焦虑当中。松解他们的共同防御系统，似乎是让有帮助的个体心理治疗成为可能的先决条件。

治疗师在联合治疗中反而可以有更多的空间让孩子们进行思考，这个想法与一个重要的外在因素[①]相匹配。第二年，孩子们面临着检验安置计划耐久性[②]（durability）的压力，而领养的法律程序将增加这种压力。我认为有一个空间可以让孩子们表达他们对共同的生活危机的感受，这对他们是有帮助的，同时也是对安置计划的保护。个体工作可以在以后的某个时候再进行。

相比之下，在另一个例子中，孩子们被专业人士争来争去，而养育责任也因此没有得到履行。这项工作的设置是多元的，既包括正式的诊所会谈，也包括到寄养家庭做访谈。在一些案例中，冲突已经深深嵌入了立场相互敌对的专业人士中，这种多元方法的灵活性可以产生重大影响。在彼得和丹的工作中，在不同的时间点需要评估的议题有：

1. 他们应该和谁生活在一起？
2. 他们应该在一起吗？
3. 他们需要心理治疗吗？
4. 社会服务机构如何得到帮助以制订有效的计划？

丹是两个混血儿兄弟中的弟弟。母亲本人是在安置机构中长大的，辗转了数个儿童之家；她带着孩子们，几乎没有从孩子父亲那里得到任何情感上或经济上的支持。在她正式离开安置机构之后，社会服务机构继续为她充当替代家庭的功能。该机构从一开始就看到了两个孩子的大部分情况并非常担忧，因为她似乎无法应付，而孩子们面临着基本生理

---

① 外在因素，这里指兄弟姐妹共同经历了家庭崩解的境遇。——译者注

② 耐久性，这里指安置计划能够稳定持续地实施多久。——译者注

需求不能得到满足的危险。在丹 5 个月大、彼得 15 个月大的时候，孩子们最终被交由寄养母亲照看。那时，我参与了去他们的寄养家庭对他们进行访谈的工作，这是为社会服务机构的未来安置计划讨论会提供建议的一部分。

我关注的故事，开始于丹 3 岁左右的时候。这时，彼得已经被安置在一个住宿的治疗性社区中，而丹让他的社工和寄养母亲焦头烂额。这两个男孩都变得性早熟，有人怀疑他们在某一个寄养安置处所中受到了性侵害，尽管那一次正式的儿童性侵害调查并没能证明这些。

我被邀请对丹进行评估，并就应该寻求什么样的长期安置计划以及可能需要什么样的治疗提出建议。最初我在诊所见过他两次。在那两次会谈中，我很担心当时安置处所的一些特质，因为寄养母亲似乎对丹很疏离，而丹是一个有魅力的、活泼的小男孩。令我印象深刻的是，丹有能力通过这次短暂的接触与我建立关系，从急迫地想要黏附于我发展为某种更实质性的关系。会谈中发生了下面的事。

> 丹很容易地就跟我进来了。他本来一直在等候室玩木制火车，不过他同意我牵他的手，并高兴地跟我走了，表现得似乎很感兴趣。他径直走向我已经给他拿出来的玩具，在我跟他解释说，他要来见我两次，而且我想要尝试了解他是什么样的男孩时，他仔细地端详着那些玩具。他拿出一捆用橡皮筋捆在一起的笔。他开始把笔帽摘下来，然后又把橡皮筋解开，笔散落在桌子上和地板上。看完所有的颜色后，他似乎想把它们重新捆在一起。他非常高效地从地板上拣起散落的笔，并和笔帽进行配对。有一支笔他无法处理，因为它已经彻底摔碎了，他把它递给我，示意要我去解决它。尽管我描述着他的活动，而且他似乎非常自在，但在这段时间里，他完全没有说话。他看了一眼小积木和那些玩具，环视了一下房间，然后在我脚边的

地板上坐下，开始拿出小玩偶来仔细查看。他拿出妈妈人偶时，看着我宣布说“这是你”（这是他说的第一句话）。人偶们只是短暂地吸引了他的注意力，他拿了拿每一个玩偶，又把它们放到一边，然后他的注意力转向了玩具动物们。

他拿起最大的动物犀牛，说“妖怪（bogeyman）”，仿佛这就是那个动物的名字。然后他用手指快速地点了点每只动物，常常宣称这是妖怪，似乎不同种类的动物没有任何区别。唯一他能够给出正确名字的动物是狗。

听到外面有动静，他爬上靠窗的桌子向外看。他似乎并没有觉得我会反对。看了看外面的道路工程，他就被那台可以调节高度和角度的台灯迷住了，他小心翼翼又充满好奇地摆弄着台灯。我不清楚他觉得那是什么。他坐在桌子上研究它的时候，我就坐在他近旁，跟他说着他正在做的事情。他注意到了那是一个相当破旧的东西，把注意力集中在了它弯曲的部分，并试图打开它——我向他解释说，此刻它坏了。他饶有兴趣地用手指摸了摸灯泡，并遵从了我阻止他做任何危险事情的提醒。然后他说要喝水。

我们走到水槽前，接了一大杯水。他喝了一些，然后小心翼翼地把剩下水的端到桌子前，用它来擦洗台灯。他用手指沾了一下水，然后用手指在满是灰尘的金属表面上擦拭。他全神贯注地努力改善台灯的状况。

在桌子上的时候，他一度被电话机分散了注意力，他问我能否玩电话机。我必须非常警觉，以确保他的活动是安全的——不要靠窗户太近，不要打碎灯泡等——而他遵从我给他设立的限制，比如不玩电话机或不往我的文件上洒水。我发现他能够被密切的关注所涵容。我和他讲着他的担心，他担心东西坏了或脏了，他想让我知道他有多么想要修理东西，并且想告诉我修理东西需要付出多大的努力。

当改善台灯的工作似乎使他满意的时候，他爬下了桌子，跪在桌子前，快速地画了几个形状，用不同的颜色涂抹着，但没有回答我问他在画什么的问题。后来房间角落里高高的橱柜引起了他的注意。他走过去，说了句“妖怪”。我问他是不是害怕橱柜里可能藏着一个妖怪。他推了推门，又轻轻踢了一脚。然后他走到水槽边，让我帮他搬了一把椅子，这样他就够得着了，接着他玩了很久的水，把水接到一个杯子里，再倒进另一个杯子里。他遵从了我限制他玩水的水流大小，像个幼儿一样，在厨房水槽边心满意足地玩耍。该离开的时候，他允许我帮他把衣服弄干。

第二次会谈，他们迟到了很久，所以我们只见了原计划时间的一半。

丹正在等候室里看一本书。M 女士为迟到道着歉。丹似乎不愿意把书放下，我说如果他愿意可以带上这本书，我想他可能感到匆忙，因为他没有时间在候诊室里找到在家一样的感觉。他对去我房间的路了如指掌，飞快地在前面带路。他径直走向玩具，检查了奶牛，看着奶牛的乳房，然后看了看我。接着，他拿起老虎并正确地命名了它，还有几只其他动物。他还查看了鳄鱼。挑选玩具时，他把它们放到嘴里，轻轻咬了咬。然后他特意把奶牛挑出来，打了它，然后狠狠地把它扔回玩具桶里。接下来，他让女性玩偶和动物们打了起来。

然后，他认真地收拾好玩具，走到桌子前，快速地重新玩了一遍上次用台灯和电话机玩的类似游戏。“那是什么？”他指着一瓶墨水说。他同意我把这个拿走，似乎想把桌子整理好。结果他发现了一个小抽屉，里面装有办公用品，他仔细查看了这些物品。我说他对这里的一切都很感兴趣，想把这里的一切都搞清楚。然后他回到小桌子旁开始画画。他告诉我他画的是“你”，然后正确地命名了他所用的大多数圆珠笔的颜色。他看到一张有点撕破的纸，说：“是谁干的？”然后他要了透明胶带要把它粘好，后来又要了一周前他用过的橡皮，显然他还记得。他对那块橡皮做了各种各样的记号，好像要把它据为己有。

然后他到水槽边玩耍，对已经断开的塞子和塞链儿很感兴趣。“谁弄坏的？”他问。他花了一会儿时间尝试把这两个部分重新连结起来，但他没能修好，然后又开始玩水了。

他返回角落里的橱柜那儿，先看了看旁边的橱柜里的抽屉，想把它们全部打开。然后他又谈到了那个妖怪，看到橱柜的锁并试图找一把钥匙，以便能够把它牢牢锁住。我说他想把那个妖怪关起来，锁住，不让它干扰丹想在这里做的事，也不让它吓到他。

会谈结束的时候，他把他用过的很多东西都彻底清理干净，除了一个小玩具——一个裸体婴儿玩偶，玩偶躺在地毯上，显然他没有注意到它。

在第二次会谈中，我观察到丹的发展很显著。他更加能够使用语言，更善于辨别事物和探索问题。很多迹象表明，他对前一周的会谈留有许多记忆。

大量证据表明，丹有能力与一位母亲角色建立关系，并且他对此很感兴趣；他表现出对损坏的焦虑，但同时也对修复的可能性抱有一些希望。我认为他是一个能够很好地运用一个合适的长期家庭安置的孩子，并就这些方面写了一份报告，同时给出建议：一旦家庭安置完成，就可以考虑个体治疗了，因为这将支持他运用家庭生活的能力。

6 个月后，我得知对于丹的永久安置问题还未采取任何行动，而社工和领养家庭都已经发生了变化。新的社工认为，我的意见与新寄养母亲所抱怨的丹令人担忧的性欲化状态和破坏性不相符。该社工认为丹需要重新评估，因为他认为丹需要在治疗性社区[①]（therapeutic community）待一段时间。他还特别关注儿童的种族认同以及种族认同对适切安置的限制。我提议让我去丹的寄养家庭探访他，这个提议被接受了。

我和丹的新寄养母亲 P 太太通过电话约好一个下午去家里探访。在电话里她有些迟疑，但当我到达时，她还是很热情的。三个小孩在客厅里玩耍，当我拒绝进入"豪华"的房间并提议我们待在孩子们待的地方时，她似乎很高兴。我向她十几岁的儿子做了自我介绍，她正在为他做过了点儿的午餐，然后在沙发上坐下。丹（现在 3.5 岁了）和那个 2.5 岁的寄养女孩都想立刻获得我全部的关注，都坐在了我的大腿上。我分别向每个孩子问了好。另外还有一个 2 岁左右的小男孩，他由 P 太太代为照看。P 太太有西印度血统，尽管丹有混血背景，但他看起来是白人，其他两个孩子都是黑人。房子里的气氛很轻松。那个男孩走来走去，有另一个朋友来拜访，后来 P 太太 9 岁的女儿和一个朋友放学回来了。这里有一种"开放式家庭"的感觉，所有的大孩子和成年人对这群小孩都很友好。

这一小时的前 15 分钟，我忙着看丹给我拿过来的一本"书"（购物目录）。我跟他说了他曾经来诊所见我的时光，而现在是我来他家看他。他和那个寄养的妹妹谢丽尔一样，对我非常友好，而且很明显他们俩在争相向我示好。她试图坐在我

① 治疗性社区，是一种参与性的、以团体为基础的方法，用以治疗心理疾病和药物滥用的问题。治疗性社区既适用于成人也适用于青少年。——译者注

大腿上，把其他孩子挤下去。那个小家伙更谨慎了，想模仿其他孩子加入进来，但不像其他孩子那样向我扑来。他坐在我旁边，我尽可能保证他们三个人都能看到这本书。丹比谢丽尔更能够与他人分享。他翻开书页，喜欢看玩具区——他对一张玩具桌，还有钟表特别感兴趣。丹的语言表达很清晰。谢丽尔经常重复丹说过的词组。

我们关于这本书的交谈让孩子们开心了好一阵子。

丹提到了安吉拉，安吉拉过去有时会照顾他，还几次提到“我哥哥”。“我那在肯特的哥哥。”他和P太太谈起了彼得的事——“我们什么时候去看他的？我们什么时候可以再去看他？”P太太说圣诞节后，稍后，P太太答应丹在圣诞节那天可以给彼得打电话祝他圣诞快乐。过了一会儿，P太太把饭做好后，她就过来坐在了丹旁边。当丹要那桶乐高时，她把它从冰箱上拿下来，给每个孩子分了一些乐高玩。丹开始潜心于建造他称为“去肯特”的火车。他把一个玩游戏的男孩放在火车顶上。他对乐高积木很在行，对什么东西适合放在哪里的眼力很好。

过了一会儿，P太太去学校接女儿，把孩子们交给我照看！他们似乎没有注意到她的离去，但当她离开家后，他们变得更加兴奋了，让我忙得不可开交。

后来P太太问我有没有人告诉我丹的“问题”，于是我们移步到了另一个房间。她描述了丹和谢丽尔的性游戏。她两次发现他“试图性交”。很明显，丹的勃起让P太太很震惊，她急切地想保护谢丽尔。她觉得不能让孩子们单独待在一起。她担心谢丽尔会被看作遭遇了性侵或变得容易遭到性侵。她还抱怨丹有时肆无忌惮的破坏性行为——把东西扔出窗外，比如戒指，把对家里其他人有特殊价值的东西（比如电视机、盒式录音机等）弄坏。P 太太认为丹有很温情、很友好的一面，但有时会突然变得有破坏性。她认为这种行为无法事先察觉到。

在这次会谈的后半部分，丹和谢丽尔走进房间，安静地玩着，因圣诞树和彩灯而感到开心。

当我准备离开时，丹公开地表达了他的愤怒，他打我，然后背对着我。P 太太强调了他讨人喜欢的品质，他的可爱，我也被这些打动了。

我觉得尝试向丹解释我是谁以及我们为什么在一起对丹发挥了作用。虽然对我而言很容易辨认出他就是先前见过的那个孩子，但我没想到他还记得早在他 10 个月大的时候我们俩的见面，不过我确实认为他能把以前在诊所会面时的我和出现在他家里的我联系起来。我想他知道，告诉我他对见他哥哥的强烈渴望是有意义的。我了解了到目前为止他生命中的多重变化和丧失的这个大背景，使他能够如此清晰地告诉我他觉得自己是和谁在一起的（母亲、父亲、哥哥、之前的两任寄养母亲和很多养兄弟姐妹，以及他的第一个社工，都完全消失了——如果没有更糟，在这种情况下的所有这一切，事实上已经很让人心烦意乱）。

P 太太所报告的这种有问题行为，如果人们把它看作一种有关丹的感受的潜在交流，就很好理解了——听到这个经常被抛弃的小男孩正试图找到一种方法来唤起人们对他的丧失感和被抛弃感的关注，令人很惊讶。他对别人特别珍爱的东西的破坏，在我看来也同样令人心酸；他极其渴望自己对某人来说是珍爱的，是被放在心上，这展现在他对贵重物品的嫉妒性暴怒上，这些物品被他视为受到偏爱的竞争对手。我猜想，他用性的方式接近谢丽尔，应该被理解为他在用不恰当的方式试图接近她，用性兴奋作为黏合剂把她黏在他身上，以此来躁狂性地否认他生活中的诸多悲伤。抛弃孩子的父母，在孩子的心中常被体验为他们选择彼此在一起享受刺激而非照顾孩子，我们经常可以观察到这些孩子会认同内在的性欲化父母的形象。

涵容（containment，Sorenson，1997）的概念提供了一种思考这个男孩经验的方式。促使孩子们接受安置的事件发生在丹 4.5 个月大时，他被放在洗衣机上，由彼得照料。不幸的是，丹以各种方式反复经验着这种缺乏安全和涵容的照顾，无论是身体层面还是心智层面。他一直在各方力量的争夺中。例如，我曾参加过一次案例研讨会，会上有人提出在他 10 个月大的时候被送到一个日间托儿所，因为有人认为他的第一任寄养母亲给他的刺激不够，没有给他提供恰当的教育玩具。而正是在这个时候，他在这位寄养母亲的照顾之下很好地安顿了下来，很显然他在她那里获得了归属感（在她的怀里，在她的腿上，在她的厨房里）。在我看来，这种干预严重损害了丹和寄养母亲之间建立这种关系所需要被给予的尊重。

丹无法仰赖他生活中的成年人为他维持安全边界和适当常识，这在很大程度上给后来的每一位照顾者带来了压力：是否有人会留下他，他是否属于某个人，这个问题仍然悬而未决。面对如此巨大的生命议题，有时很难认真对待可以建立和保护一些基本结构的小工作的帮助，但我认为他对我的使用是一个很好的证据，证明尽力做这些是值得的。在围绕这个案例与社会服务机构的长期接触中，我反复体验到丹一定也体验到了的一些感受。我写的书面报告从来没有得到过回应和承认，也经常没有人给我发来案例讨论会议的记录，或者我的付出都被忽视了。

事实上，几个月后的一天，我打开报纸看到一张两个男孩的大张照片，那时我才知道，我在家访的基础上为社会服务机构所写的报告，结果竟然仅仅被用作两兄弟寻找家庭的广告的一部分。

现在，值得一问的是，是什么因素使得专业人士在压力状态下很难坚持他们认为的良好做法——没有人会认为幼儿在生命的最初三年中不断地更换短期安置是好的，但这种情况还是发生了。一个有助于我们理解这一现象的观点是，专业人士对他们的案例的反应给他们带来了情绪影响。反移情有多种不同的要素，通常可以加以区分。首先，该工作的性质可能会激起专业人士自己的一些潜意识情绪。个人对丧失、遗弃、损害、忽视、希望、修复及和解的情感共鸣会干扰我们的判断，因为我们会陷入自己的生命议题，而不是思考我们应该负责的孩子的问题。例如，我觉得丹和彼得的第一位社工，在健康状况不佳、耗竭的情况下离开了这个领域，她曾试图区分自己对这些孩子的感受与她就职的伦敦市中心社会服务部门处于机构崩解的现状所带给她的感受，但没有成功。经费裁减、重组、改变政策指导方针、关闭地方社会服务办公室，都太过紧密地重复着案例中的议题。她有被滥用的无助感，有时被过度支配，有时得不到任何支持，在这样的状态下来承受她自己和孩子们未来的不确定感和焦虑，让她没有思考空间。她的职业认同受到损害，已经超出了可以再恢复的临界点。我们知道，助人专业吸引了许多对努力助人者有认同感的人，而这让专业人士面临着一个风险，这个风险需要通过专业实践的支持性架构和督导将其降至最低。

相比之下，在反移情反应中存在着元素，其会在感受中拾取并记录下孩子交流中的一些重要元素。从这个角度来看，如果我们能够训练自己去思考患者在我们身上激起的一些奇怪感觉的细节，那么我们的潜意识感知能力就是一种宝贵的资源。丹的寄养母亲对他丢掉贵重物品和破坏性地搞乱房子里的通信系统而感到的受伤害和愤怒，正是这个故事揭露的部分——丹迫使寄养母亲替他承受不被重视的焦虑、联结和交流被切断的焦虑；要她通过自己的感受去了解，他对于自己的生活一再被打乱是多么地受伤和愤怒。部分的是由于没有人与他谈论太多关于他自己的事情，所以他只能通过行动来表达自己。

危险的是，我们的行为可能不是由思想驱动，而是由这种强大的潜意识认同所驱动的。P太太有时必须努力不被激怒，以避免再度活现（re-enactment）丹的内心情节，即他无法被接纳以及随之而来的拒绝。由于社会服务机构之间关于这个家庭的冲突，会通过其中一个竞争对手把他们转介给另一家专业机构时活现，对此我必须非常努力才能让自己的怒火不爆发出来。这种分裂过程也会在诊所内部发生——在我开始着手对丹进行评估时，一位擅长处理儿童性侵害揭露工作的同事采取了另一种方法，即帮助警方对两兄弟进行视频取证。直到该工作已经开始，社工或我诊所团队的同事才通知我这一点！在视频取证中，没什么有价值的东西得到澄清，这一点儿也不奇怪，因为寄养母亲和两个男孩可能都感觉诊所变得难以理解了——我在哪里，我的治疗室和我的玩具在哪里？为什么一切都变了？

我们可能无法为了我们照顾的孩子的最大利益而控制自己一直维持理性的思考，这种情绪的易感性是无法消除的。相反，我们必须承认它、认真看待它并系统地加以思考。当我们发现我们不能控制自己所有的行为，更不用说我们的情绪了，意识到这些让人感到不安。但也许这个真相也能帮助我们更好地理解孩子们的情绪，他们觉得自己的生活大多不在他们的控制之下，被安置的孩子们通常如此。他们难以管理自己的冲动和情绪状态，普通的关怀和控制系统（如果想要“控制”能有帮助，这两个概念需要从本质上被联系起来）已经被毁坏了。有一些错觉性的方式可以获得对事物的控制，通常是通过暴力或倒错（perversity），但是这些方式都是非常自我毁灭性的。

目前正在与我工作的一个被领养的孩子，在玩水和泡沫的过程中一直在向我展示：感受一个人正在创造着他自己的世界，这是变得更加人性化的一部分。婴儿开启了他们自己的出生，其程度直到最近才被意识到，而这一生理事实同样适用于心理生活。无力影响自己的命运对个人来说是灾难性的。错觉式的力量，即行为不良的人格结构的特征，是不真实的。能够对他人产生影响，是关系的开始，但淹没性的影响则会毁掉关系。

我对丹的评估凸显了一些需要注意的不同问题。丹自己的需求仍然主要是和哥哥一起被长期地安置在一个家庭中。更频繁和稳定地与他哥哥联系是一个紧迫的问题。也要留意他以后接受心理治疗的可能性，但也可能没有必要。社工对种族身份的焦虑，可以通过思考他自己身为一名黑人专业人士能为这些男孩提供什么帮助而加以理解。通过为丹的行为赋予意义，提醒他们留意这个小男孩承受的巨大丧失之痛以及他试图处理这些丧失的方式，社工和寄养母亲对于丹与性相关的行动化及破坏性行为的焦虑能够得到处理。这个案例中，当要求对孩子进行个体评估（以个体心理病理学为焦点）时，我们的回应既要考虑到儿童的整体情况，又要识别出孩子承接了什么样的投射，并且涵容儿童未被听到的交流。我们的任务，是将孩子的需要与其成年责任人的回应能力联系起来。

现在，我想简单地讨论一下我在心理治疗评估过程中思考过的各种选项。推荐高频的或者一周一次为基础的个体治疗，可能是恰当的。对于一些被过度剥夺的孩子来说，一周一次的工作被证实是最佳的干预方式，因为对处于强烈情绪中的孩子来说，它提供了一种可以承受的工作节奏。不管是因为资源有限，还是因为规律地带孩子来接受治疗带给替代家庭的负担，一周一次的工作也是唯一可行的方式。正如我在第一个例子中指出的，也可以考虑与兄弟姐妹一起的联合会谈。如果可以，加入儿童心理治疗小组对一些患者非常有帮助，特别是那些有强烈迫害感和非常抑制的孩子，他们可以利用小组的其他成员来涵容和表达他们自己不熟悉的那部分人格。如果评估发现，问题更多地出现在孩子的外在世界而不是内在世界，那么可能需要家庭治疗、和父母工作，或与更广泛的专业网络①（wider network）进行讨论，或者至少将这些干预作为第一步。

---

① 更广泛的专业网络，指的是参与儿童及其家庭工作的各个机构。英国的医疗和心理健康系统都在公共医疗制度中，他们很重视整合能够为孩子提供帮助的资源，包括学校、家庭医生、心理治疗机构、社会服务机构、安置机构等。——译者注

因为对遭遇严重被剥夺的儿童进行治疗会对治疗师造成特别的负担，所以在治疗师的选择上也有一些相关因素要考虑。面对这种程度的心理痛苦和困惑，缺乏经验的治疗师需要大量的督导和支持来治疗这类案例。涵容投射过来的绝望是一个非常费力的过程，当孩子的绝望与治疗师的缺乏自信交织在一起时，治疗很难取得进展。但是，即使是经验丰富的治疗师往往也需要专业支持，因为孩子们对他们自身能否生存怀有强烈的恐惧，这样的恐惧会深深地影响治疗师。有时候，一些孩子在治疗过程中可能会发生肢体暴力，所以诊所设置比个人执业更适合，因为诊所设置为孩子和治疗师双方提供了他们都需要的边界感和安全感。与替代家庭、社工等一起工作是治疗这些儿童绝对必要的辅助手段，最好由一位致力于保护儿童心理治疗架构的同事来承担。在修通孩子的怀疑和不信任的过程中，这个架构往往会受到破坏。最后一点但同时也是非常重要的一点是，对这类患者的治疗是一项长期承诺；他们比其他儿童更容易对丧失和变化产生焦虑，如果可能，应该尽量避免更换治疗师或中断治疗。

尽管我谈了这些警示性的反思，但在评估严重被剥夺的儿童的工作中，我还是感觉到很有成就感。儿童心理治疗师有能力为孩子们提供他们早期发展中缺失的东西；而令人惊讶的是，许多孩子对治疗师提供的这些东西依然葆有做出回应的能力。这是非常荣幸的，有机会观察到孩子们言行中所含的确信，这些言行使我们获得了理解孩子们的机会。精神分析的理论发展，使我们有可能开始理解受创伤和被忽视的儿童，这不仅使我们看到和听到了痛苦的证据，而且使我们看到和听到了幸存和康复的潜力。

（古淑青　译）

参考文献

Bion, W.R. (1967). ‘A Theory of Thinking’. *International Journal of Psycho-Analysis*, 43. Republished in W.R. Bion，*Second Thoughts*. Heineman.

Britton, R. (1983). In M. Boston & R. Szur (Eds.)，*Psychotherapy with Severely Deprived Children*. Routledge. Republished by Karnac.

Furniss, T. (1991). *The Multiprofessional Handbook of Child Sexual Abuse. Integrated Management, Theory and Legal Intervention*. London: Routledge.

Reid, S. (1999). ‘The Group as a Healing Whole: group psychotherapy with children and adolescents’. In M. Lanyado & A. Horne (Eds.), *The Handbook of Child and Adolescent Psychotherapy*. Routledge.

Sorenson, P.B. (1997). ‘Thoughts on the containing process from the perspec tive of infant/mother relations’. In Reid (Ed.), *Developments in Infant Observation*. Routledge.

Waddell, M. (1998). *Inside Lives. Psychoanalysis and the Growth of the Mind*. Duckworth.

第五章

评估遭遇性侵害的儿童

朱迪斯·特罗韦尔（Judith Trowell）

引言

儿童性侵害是一种涉及成年人的事件，它使儿童感到困惑、恐惧和羞愧（Kempe，C.H.& Kempe，R.，1984）。儿童可能被伤害、被刺激而感到兴奋，或是两者都有。如果性侵害已经发生了很长一段时间，孩子可能会表现出情感淡漠、退缩、冷漠或者是愤怒、叛逆以及难以相处。一些儿童和年轻人也可能通过自伤来表达他们的痛苦，或者变得厌食，或者离家出走而流落街头。如果我们要进行最有效的干预，就需要理解他们在情感方面所受到的影响——在这个人的心智中发生了什么。性侵害与其他形式的虐待是很不同的，因为它是性与攻击两者的结合。这种暴力导致了儿童心智根本性的损毁。欧文·考夫曼（Irving Kaufman，1989）用引人注目的词语"灵魂谋杀（soul murder）"来描述情感虐待。在性侵害中，几乎总是存在身体虐待的成分，但也存在严重的情感虐待。就在同一时间里，孩子的心智和身体都在被"强暴"。一旦性侵害停止，儿童的身体可能很快恢复，但心智却遭受了极度的创伤。虽然我们还没有完全理解发展中的心智所发生的一切，但我们越是努力地去理解，就越发地发现性侵害是多么具有伤害性（Renvoize，J.，1983；Morris，M.，1982；Baker Miller，1976）。

性侵害所造成的影响，与其侵害的严重程度、持续时间和胁迫程度密切相关。但也许最重要的，是它与儿童情感、智力和心理的发展阶段相关联。一些孩子在经历了似乎并不严重的虐待之后，却受到了深深的伤害。而另一些孩子，在经历了看似非常骇人听闻的事情之后，却没有像我们预期的那样表现得非常痛苦，这令我们也相当困惑。这也许可以归因于来自孩子外在环境的缓解因素—— 一位愿意相信且支持他们的成年人，可能像是“热线服务”电话另一端的某人。有时，像这样“小小的”干预可以使孩子受到的伤害比预期的要少。但对大多数孩子来说，性侵害是一种可怕的冲击，他们独自挣扎。通常情况下，他们要面对一种巨大的分裂体验：对同一个成年人，一端的感受是表面上正常甚或是很有爱心的；而另一端却感受到自己被性侵犯，混合着被要求保密和恐惧的感受，以及难以理解正在发生的是什么。这其中包含着某种疯狂，这种疯狂被以具象的方式强行塞入儿童的心智之中。带有罪恶感的秘密被分裂出来，并被封存起来。那些创伤性的入侵在多大程度上占据和控制了孩子的心智因人而异。这种“囊封的精神病（encapsulated psychosis）”（不是一个正式的精神病学诊断）是我们能想到的最贴切的描述，以尽力描述孩子怪异、扭曲、反常的体验，它致使孩子失去了与现实的联系，以及没有能力合理化这样的体验。妄想（delusion）通常被定义为错误的信念（false belief）。当性侵害发生时，孩子处于极端的压力之下，不得不相信所发生的事情是“正常的”。这样的谎言使正常的思考变得非常困难（Trowell，1997）。

孩子对遭受性侵害的潜意识反应主要有三种方式。第一种，孩子们可能关闭（switch off）- 切断（split off）他们的感觉能力，并回避任何亲密的情感关系。没有人能与这些“冰箱”小孩有所联结，他们可能看起来很有能力，在学校表现良好，也许他们把智力看作逃避的通行证。但是，许多以这种方式应对的孩子严重地与外界脱节，成为疏离（detached）且孤立的人，在他们的生活中感受不到目标或意义。当被激怒到超过他们有限的情感安全阈值时，他们可能爆发出难以预计的暴力或挑衅行为，他们对此几乎没有控制，也缺乏觉察。他们可能会转向自残或过量服药，或者卖淫，对他们所做的或别人对他们所做的事情几乎没有感觉。

第二种，孩子会关闭其智力活动，埋葬思考的能力。这样的儿童表现得好像他们变得相当“愚笨”，不明所以，也不能学习。他们可能表面上看起来相当温暖和友好，或者更明显的是呆板而冷漠。保持无知（not knowing），也不让自己去理解事物，不去形成意义——这是一种保护措施，以避免认识到正在发生的事情；但这让人付出了可怕的代价。在为轻度和中度学习困难的儿童设立的学校中，发现了相当数量曾经遭受过性侵害的孩子；而在为有严重学习障碍的儿童和青少年开设的学校里，这一问题同样非常普遍。

第三种，有一些孩子更全面地关闭、切断接触现实的能力，变得疯狂。一个可能的恶果就是出现幻觉，乃至严重到发展为符合诊断标准的精神病。专科机构的专业人员报告的此类案例数量越来越多。

评估的背景

为了以尊重儿童的方式进行评估，工作必须由广泛掌握相关知识，有良好的观察技能，具备儿童发展知识以及与儿童沟通技能的专业人士完成。必须完整地理解儿童的全貌，包括儿童的身体、思想、情感和创造精神（creative spirit）（图 5.1）。

为了做到这一点，专业人员需要借鉴一系列理论框架：儿童内在世界的发展，通过精神分析理论和依恋理论进行概念化；将儿童的家庭群体和环境进行系统地分析；对基于种族、性别、文化、社会阶层和失能程度的差异有所关注。只有尽可能充分地理解孩子，他们确知的意愿和感受才能够被给予应有的重视。评估的结果可能不是孩子想要的，但应该代表具有照顾责任的成年人同意的并符合孩子最佳利益的选项。

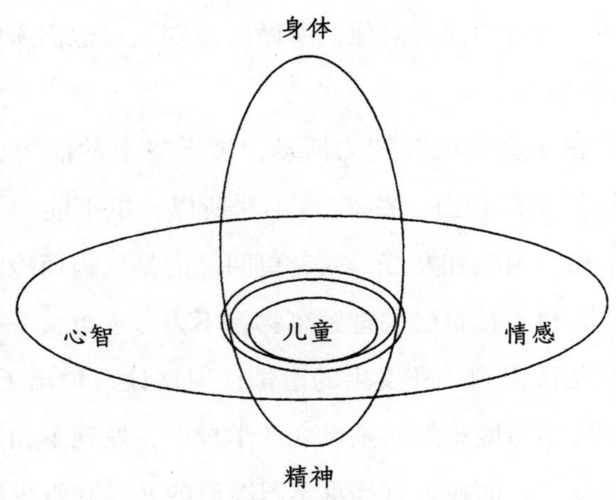

图 5.1 完整理解儿童

专业人士需要考虑的因素

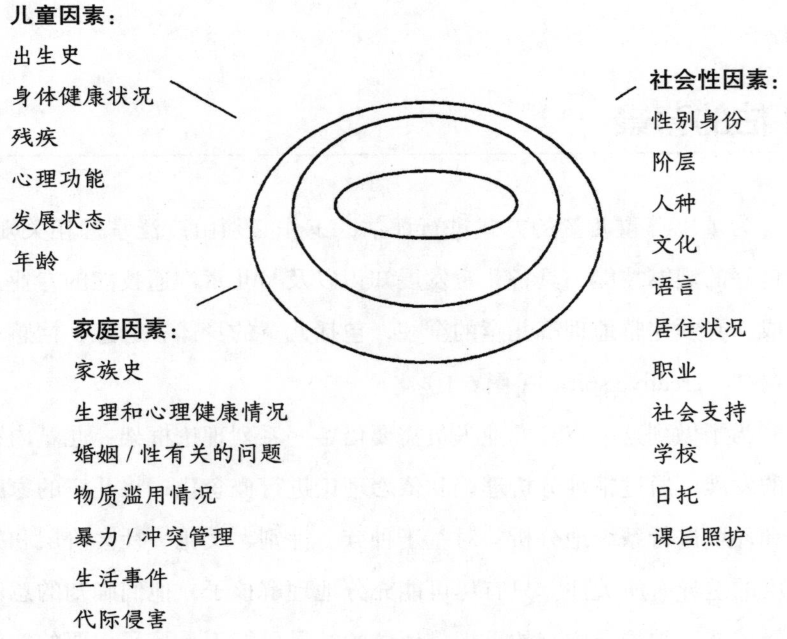

图 5.2 专业人士需要考虑的因素

性心理发展议题

为了评估受性侵害的儿童，重要的是要对性心理发展（psychosexual development）有一个很好的了解，以便能够描述侵害对情感的影响（Freud，S.，1905；Freud，S.，1931；Klein，M.，1932a，1932b；Heiman，P.，1951）。婴儿来到这个世界，带着原始的自体感，以及感受非常强烈情感的能力。有爱的能力，与此相反，也有仇恨和嫉毁（envy）的能力。这两个方面逐渐靠拢在一起。这里有一个缓慢而痛苦的认识过程，就是意识到我们既是好的又是坏的，并且会被爱也会被恨，就像我们自己有爱也有恨一样。当正常的矛盾感受可以被承认时，对因为自己的恨意而遭到报复的恐惧就会减轻。

此外，婴儿从生命伊始就意识到了性和性别差异。小男孩意识到他们的阴茎是快乐和兴奋的源泉，也感知到了性冲动；小女孩同样意识到性的快乐，不仅来自她们的外生殖器，也会感受到身体内部有某些东西很有价值，是一个重要的空间，并且也许有一种被进入的愿望。

现在，让我试着勾勒性心理发展的版图，从学龄前到小学，再到中学。我的重点是情感的发展，特别是性侵害的可能影响和重要意义。俄狄浦斯冲突被认为是贯穿整个童年情感生活的一个不可避免的特征。

学龄前儿童

这个年龄的儿童被一种全能感所支配，相信他们能控制和统治世界。放弃这种信念会是一个缓慢而痛苦的过程。他们的思想混合着魔力，例如想法就等同于行动，一切物品皆有生命。他们对时间的理解是有限的，他们缺乏对冲动的控制力，发觉挫折很难容忍，并且想要即刻得到满足。他们在性方面的感受很强烈，而且通常是指向父母双方的。

男孩和女孩都意识到“生命起源”位于母亲的内部。主要的焦虑并不像弗洛伊德所谈到的那样，男孩恐惧被阉割，女孩接受她们没有阴茎。而更重要的是认识到母亲的角色是自己如此迫切需要的，并且如此有影响力。儿童感觉到母亲内部不仅有她的子宫，而且有父亲的阴茎和许多婴儿。男孩担心他们的阴茎可能被卡在母亲体内，这种信念可能在成人生活中持续存在。女孩担心她们的母亲可能会因为嫉毁而把女孩当作潜在的竞争对手而攻击她们。

幼儿有许多关于性的揣测和疑问，这是完全正常的。它们包括：婴儿是如何制造出来的？是用食物做的吗？是用排泄物做的吗？以及对阴茎的强烈好奇。

对于年幼的孩子来说，过早的性经历会带来情感上的混乱以及身体上的伤害。其结果是，发展所需的成熟空间变得严重混乱失序。

遭受性侵会使得早期的困惑感加剧，对女童来说成了一种攻击，而不是爱的体验，也会激起男孩的同性恋情感。当性侵中发生暴力时，男孩可能会变得被动，抑或认同了暴力而变得非常有攻击性。当早期的潜意识幻想被活现时，孩子很容易被困在奇幻的想法和全能的幻想当中。

或许最具有伤害性的，是受侵害的儿童潜意识里相信，所发生的虐待在某种意义上是母亲授意的，或者获得了母亲的许可，是她想让虐待发生，然而这本是她应该去阻止的。在孩子处于寄养安置时，尤其会出现这种潜意识幻想。随着时间的推移，他们会变得越来越暴怒、叛逆并且难以和寄养母亲（或者他们的治疗师）相处，因为他们会将所发生的事情归罪于这些人。除非理解了这样的内心历程，否则安置工作和治疗都会陷入危机。

感知到在被男性实施的侵害中有母亲的参与，这与性侵害由女性实施的情况，当然完全没有可比性。后者这样的经历似乎对儿童的情感发展具有极其严重的伤害性。由于母亲是她的孩子的核心情感人物，假如她主动实施侵害，其伤害性的影响只能用刻骨铭心来形容。无依无靠，也不可能求助或者获救。这在儿童的内心留下了破碎不堪和分崩离析的自体感。

小学年龄段

这个阶段的儿童正在迅速地掌握技能，并从中获得相当大的满足感。他们有逻辑思维的能力，并学会了控制冲动。然而，尽管他们的情绪隐藏在一个相对平静的外部表现下，内心其实是非常焦躁不安和剧烈波动的。他们能够拥有日益多元化的情绪——爱、恨、嫉妒、喜悦、希望、关怀、抑郁、羞耻、罪疚。他们的性别认同进一步发展。他们往往通过“粗鲁”的笑话和取笑别人来处理怀疑和恐惧，也会通过在各种游戏中创造性地升华来加以处理。

成年人的回应以及他们作为榜样的功能是性认同的基础，这一点依旧非常重要；但儿童与父母的直接联系，被转移到了更广泛的成人群体和漫画中的超级英雄或者女英雄身上。这个年龄的儿童有一个脆弱的方面，就是他们很难接受男孩和女孩、男人和女人之间的差异以及儿童和成年人之间的代际鸿沟。

这一年龄组的性侵害攻击了这些仍然脆弱的身份认同。儿童的反应可能是采取一种受虐的姿态（masochistic position）。在男孩中，也可能会采取一种施虐的态度和令人恐惧地与施虐者发生认同，并希望模仿施虐者。他们的性发展可能会受阻而停滞不前，而且他们可能会对自己的性取向感到焦虑和困惑。

中学时期

女孩的性发展在 10—12 岁之间有一个关键阶段。随着青春期的开始和性器欲望的出现，之前与父亲关系密切的女孩进入了一个新阶段，她们开始感觉与母亲更亲近。月经来潮带来了巨大的影响。早期对于母亲对她们的内在进行攻击的恐惧，现在再度出现。如果一个女孩要成功地通过这个阶段，她的母亲需要感觉敏锐和具有支持性。对于自己展露出性能力，女孩们似乎需要母亲的“应充（blessing)”。她们需要母亲对此真心认可、为之骄傲以及感到愉悦。对母亲来说，这意味着必须接受，家里可能很快就会有两个性活跃的女性，而且相对于母亲所感知到自身的日益衰老，女儿的年轻和美貌形成了鲜明的对比。

在两性中普遍都会非常沉迷于自慰。同龄人群体变得越来越重要，但性幻想通常（在青少年早期）指向年龄较大的青少年或“超级明星”，比如流行人物。性活动的尝试以及与两性同龄人的密切关系都是常态。

在这个阶段的性侵害会严重扰乱发展的过程，并可能阻止正常的性尝试和性别认同的进展。年轻人身上很容易出现放纵滥交（sexually indiscriminate)；或者在一些引发幻觉的活动中消遣，如酗酒或物质滥用；再或者实施自杀或暴力行为。

评估

根据先前发生的事件的性质，有三大类情况。

1. **事实清楚的案件**（clear cut cases)。这些案件有明确的迹象，被指控的侵害者承认已经发生的事情或是侵害已被证实。其可能会成为刑事案件。最常见的情况是，在民事案件中，孩子可能是照护安置工作的对象，侵害者被禁止回到孩子身边，或将孩子搬离。所制订的治疗计划在某些方面可能会包含孩童的康复计划，也可能没有。

2. **合理怀疑的案件**（probable cases）。有些情况下我们高度怀疑性侵害可能确有发生。孩子可能已经做出了非常明确的申诉，然后撤回；或者有显著的迹象表明发生了性侵害，但没法划定类别。也许会涉及民事诉讼程序，而其中如果孩子是照护安置工作的对象，可能会让孩子搬离一段时间。主要的两难困境在于，如何在对孩子的保护和引发的情感损害之间进行取舍。
3. **疑似存在的案件**（possible cases）。这些情况下许多人都认为侵害真的可能发生了，但事实难却以确定。它们有时出现在离婚诉讼过程中，双方在联络、接触或居住方面存在争议时。儿童可能通过目睹而不是直接参与而习得露骨的性知识，这是一种被动性侵害（passive sexual abuse）的类型。这样的孩子会表现出严重紊乱的迹象。

有些孩子可以放心地说出来，但许多孩子被恐惧和威胁吓住了而无法开口，他们对于自己、家人或施虐者将会遭遇什么感到害怕。通常评估并不是确定性的。在无法确知什么的状况下生活，会是非常艰难和痛苦的。

所有这些都使评估成为一项艰难的任务，对于专业人士来说，要承受莫大的焦虑，以至于有些人非常不愿意做这项工作。评估工作的难题有一部分是因为这些案件的复杂性。专业人员必须有能力在三个不同但又相互重叠的领域之间游走——法律工作、儿童福利和心理治疗。

临床案例

当和孩子共处一室、探索其治疗需求时，专业人士致力于对孩子作为一个独特而完整的个体来建立一些了解。大多数的评估在普通的治疗室进行，里面有一些常见的小玩具。如果儿童或年轻人非常容易兴奋或性唤起，那么重要的是要建立明确的界限。如果孩子脱掉衣服或公开自慰，或者带有性意味地用身体触碰治疗师，则治疗师必须冷静而敏锐地处理这些行为。

这里有一个此类情境的例子。6 岁的苏西总是脱下她的内裤。第二次会谈中有几个时刻，她冲到我的腿上。她翻转身体，把脚踝抬起来，围住我的脖子，而她的裙子滑落了……挪开她的脚踝还真是费了一番功夫，我把她的身体转过去，然后礼貌地把她放到我旁边的一个座位上。我不得不去涵容我的厌恶和震惊，因为我知道这个女孩是如何学会以此种方式投入与他人的关系的。我努力建议和鼓励她使用玩具、绘画和彩笔来进行游戏，结果一切都导致了气氛变得无力而绝望；渐渐地，空虚和乏味弥漫开来。有一刻她自己说道："我做不到，我不好。"经过长时间的评估，她的母亲和专业人员达成共识，即她需要去一个寄宿制的治疗性社区。在那里，苏西可以在几年内接受高频治疗。

在临床工作中，许多涉及性的不恰当行为是可以有效管理的。儿童或年轻人可能会对坚定的限制有不错的反应。一个 9 岁的女孩不停地让裤子滑脱下来，露出她的内裤，然后在沙发上暗示性地摇摆着。我当时找到了可以与她谈论她感受的方法，在一个陌生的地方与一个陌生人在一起时，她有多么的害怕和担心，而这就是她的方式，她不但用这种方式来让自己感觉好一些，也在向我展示她与成年人在一起时的体验。慢慢地，她变得能够谈论她"性感（sexy）"的感觉，在经过四次评估会谈后，这种行为有所减少。

然而，每周一次的治疗对她来说似乎非常困难。在我们的两次会谈之间，她只能勉强保留与我的联结。高频治疗似乎更符合她的需要。在评估过程中，她通过游戏展现了对于爸爸们和妈妈们以及他们一起所做事情的困惑，她用毛根做的娃娃和动物来进行游戏，这让我联想到了她可能经历过的侵害种类。很有可能在她很小的时候就开始了。然而，她投入象征性游戏的能力是一个充满希望的迹象，说明心理治疗可以帮助她，就像在评估阶段我对她说的话已经对她有所帮助一样。

另一个管理和安全方面的议题，是关于暴力和攻击型的孩子。一个 14 岁的少年毫不费力且平静地把房间里的椅子扶手卸下来。他站在朝着我的方向漫不经心地挥动着椅子扶手，但令我惊讶的是我并不感到害怕。我们谈到了他试图向我展示发生在他身上的可怕的事情。也许他需要一件武器来保护自己。我说他可能害怕我会对他做什么。当他坐下来谈到他在学校难以专注时，他把椅子扶手放在旁边。他因为哥哥对他所做的事情感到羞愧，他害怕任何人靠近他。我们得以达成共识，每周一次的治疗对他来说不会太有威胁，并将能够帮助他谈论和思考他的担忧。

珍妮特，一个 14 岁的女孩，随着会谈的进行而变得越来越焦躁不安。我说的任何话都被认为是一种攻击，我的沉默似乎也是威胁，任何思考的空间似乎都消失殆尽。她和我都同意，去候诊室待一会儿对她来说会有很大的缓解，于是她立刻站起来离开。她自己找到路去了候诊室，她的寄养照料者正在那里等待。休息了 10 分钟后，养母带着她回来了，此时她可以开始思考了。在第三次会谈中，她仍然和养母在一起，珍妮特问自己是否可以接受治疗，因为她意识到她需要帮助。她问，是否可以请她的养母在房间里陪着她开始会谈，直到她感觉与治疗师待在一起已经没有问题了。我觉得高频治疗是最佳选择，但养母有兼职工作，而她的支持和参与是至关重要的，所以双方同意了进行每周一次的治疗。大约五次会谈后，珍妮特开始能够独自与她的治疗师待在治疗室里了。

很多孩子在评估当中很安静、退缩和断联（cut off）。与他们建立接触以去思考他们的需求，可能是非常令人痛苦的过程。

詹姆斯在被转介进行评估时才 2.5 岁。他脸色苍白，一双紧张戒备的眼睛，在母亲面前几乎什么也不说。他曾经几次走近母亲，向她展示玩具，但她几乎无法忍受他的靠近，而且不得不费劲地去回应他。当她看着他时，她的目光似乎传达着恨意。（她已经失去了为她提供经济与情感支持的伴侣。）

詹姆斯与妈妈分开并不困难，于是她离开了治疗室。他不停地递给我一片又一片橡皮泥，让我做"鸡鸡[①]（willies）"，"大鸡鸡（big willies）"。他继续不停地要求做更多。他还说几块橡皮泥是"大肥便便（big fat poos）"。他高举着橡皮泥阴茎在房间里转悠，同时发出飞溅的声音。我问发生了什么；他告诉我："魔法出现了。"他指了指"鸡鸡"，然后说："现在就在这里面。"我对于魔法做了什么感到很好奇。他又变得神色颇为暗淡，说道："怪物来了……把我吃掉了……魔法把它们变走。"

他把这些"鸡鸡"放了下来，然后开始在房间里横冲直撞。然后，他把一些"便便"（橡皮泥）放在地板上，高兴地踩在上面，扭动着他的鞋子。我阻止他把这些涂在我的地毯上。他则把所有的动物都撒在地上，大笑着说："它们都死了。"就在这时，一辆响着警笛的急救车经过了诊所。詹姆斯变得满面苍白，说："妈妈死了。"他非常焦虑，我只好中断了会谈，我们去找他妈妈。詹姆斯表现出了对虐待的兴奋和恐惧，但我也看到了他母亲的状态和他们的互动。这个非常脆弱的女人需要我非常小心而缓慢地接触。最后，在母亲自己参与了几节会谈后，她同意让詹姆斯进行每周两次的治疗。她无法忍受他获得超过每周两次的会面

① 阴茎的儿童用语。——译者注

机会，因为她自己只能进行每周一次的会谈。

5 岁的露西，他的父亲因为性侵害了她而被判处有罪，而她因为在学校和家里都有些令人担忧的状况前来接受评估。妈妈觉得和露西很难相处。她觉得自己无法理解女儿。尽管露西的身体就在那里，但是好像她已经断联而去了某个别的地方。露西实际上确实看起来疏远而冷漠，不表现出任何感情。由于分离最初有困难，于是我们进行了两次联合会谈。

第三次会谈时，露西能够与妈妈分开，并且可以自己单独与我待在一起了。露西没有玩动物玩具、洋娃娃或橡皮泥，也没有画画。（她在大人们在场的时候只乱画了几笔。）她全部的时间都花在了拼图上。露西会指着一块，而我必须提示她旁边要拼哪一块。她用还算灵活和协调的手部动作，将它们拼放在一起，但却不能自己"看出"下一块。

就在她玩拼图时，她开始谈论她的学校，她在那里做了什么，以及她的家和她的妈妈。过了一会儿，我问起了爸爸。她一直说妈妈总是很忙，常常哭泣。而此时她立刻像变成另一个孩子一样。她不停地谈着爸爸，"爸爸每天都在！"所有这些谈话都有一种奇怪的感觉。我决定问一些可怕或令人担忧的事情。她一直没有回答我，直到我问起上床睡觉的时间、夜晚时光以及梦。剩余的时间都被露西不停歇的诉说填满了。她描述了来到她卧室打她的怪物，不仅在她睡着的夜晚，也在她醒着的时候。怪物们进入房间，要不就一直躲在她床底下。她说："爸爸在那里，他保护我，他把他们吓跑了，但他们不断折返回来。"爸爸每天傍晚和白天都来，因为怪物们会进入花园和房子里。他们不来学校或诊所。她不断地说着：怪物打她、揍她，而爸爸在保护她。

在这些描述中，她看着我，与我紧密联系，栩栩如生又充满恐惧。当大人们回到治疗室时，露西变得退缩、情感淡漠，且了无生气。我对她说，她可能担心怪物会生气，因为她谈论他们，而也许她感到很害怕。她否认了这一点，说爸爸会保护她。在这个家庭离开后，我需要提醒自己，她的父亲正在服刑。而她的叙述却使父亲的出现如此真实。

一些孩子在会谈中大量地叙述性侵害的详细情况。这可能是源于痛苦，但有时又似乎是在夸耀，让自己和治疗师感到兴奋；从这些孩子身上可以看出，要处理性侵害的影响是多么的困难。和詹姆斯在一起，他感受到的害怕和恐惧是如此强烈，以至于我们要去找他的母亲。和露西在一起，我开始相信她确实见到了她的父亲。虽然我知道他在监狱里，但我开始怀疑他是否已经被释放了。就像和詹姆斯在一起时，从他那里我接受了要去查看母亲是否安好的需要一样；而与露西在一起时，我也需要在现实中查清父亲的下落。这说明了在评估受侵害的儿童时，需要处理的投射性认同的强度非常强烈。

所有这些孩子都借由活现或反移情有力地展示了性侵害带来的情感影响。他们令我们深陷于困惑、恐惧和羞愧的感觉。与其他的患者相比，为这类患者的需求制订治疗计划，似乎更多的是基于对他们或者对他们的照顾者来说什么是可行的或可以应对的。一些年龄偏大的儿童和年轻人只能忍受“小剂量”的治疗。许多人需要并想得到高频的治疗帮助，但能否提供这种帮助还取决于外在因素。

有些人发现个体治疗太难以耐受，所以寻求团体治疗。那些非常孤立和主要有交友和同辈关系问题的人，常常在团体治疗中进展良好。兄弟姐妹常常可以通过手足团体工作得到帮助，随后才进行个体治疗。

无论何种治疗模式，起效的关键都是与母亲、寄养照顾者或寄宿部门工作人员所进行的工作。如果父亲或养父可以参与，会是极其有益的。孩子照顾者的态度和支持，极大地影响着大多数孩子能达到的改善程度。如果成人深陷于自己的担忧或无法支持治疗，孩子的治疗进展就会差得多。如果成人真正地投入这项工作，那么即使是在经历过可怕侵害的孩子身上，也能取得惊人的疗效。关键是让成人参与进来，哪怕这推迟了对孩子的工作，或者哪怕实际上最终只有成人接受了帮助。年龄大些的青少年，可能在即使缺乏父母角色支持的情况下也能够运用治疗；但如果父母积极地诋毁和攻击治疗，想取得进展就会异常艰难。

大多数儿童和年轻人可以通过某种方式得到帮助。许多人需要长期的帮助，并且会在之后还要再回来以寻求获得更多的帮助；许多人会经历非常困难的阶段。然而对于儿童、整个家庭以及治疗师来说，保有希望的重要性是不容低估的。

（曹晓鸥　译）

参考文献

Freud, S. (1905). 'Three Essays on the Theory of Sexuality'. *S.E. VII.*

—(1931). 'Female Sexuality'. *S.E. XXI.*

Kaufman, I. (1989). *Soul Murder*. New Haven & London: Yale University Press.

Kempe, R. & Kempe, C.H. (1984). *The Common Secret: Sexual Abuse of Children & Adolescents*. NY: Freeman & Co.

Klein, M. (1932a). 'The Effects of Early Anxiety - Situations on the Sexual Development of the Girl'. *The Psychoanalysis of Children*. Hogarth & IPA, 1975.

—(1932b). The Effects of Early Anxiety - Situations on the Sexual Development of the Boy. *The Psychoanalysis of Children*. Hogarth & IPA, 1975.

Heimann, P. (1951). 'A Contribution to the Re-evaluation of the Oedipus Complex – The Early Stages'. In *New Directions in Psychoanalyses*, 1955.

Baker Miller, J. (1976). *Towards a New Psychology of Women*. Penguin.

Morris, M. (1982). *If I Should Die Before I Wake*. Boston: T.B. Tarcher.

Renvoize, J. (1983). *Incest:* A *Family Pattern*. Routledge & Kegan Paul.

Trowell, J. (1997). 'Child Sexual Abuse'. In N. Wall (Ed.), *Rooted Sorrows*. Bristol: Family Law.

第六章

婴幼儿心智健康工作模式及其与评估的关联

莉萨·米勒（Lisa Miller）

这个简短的章节，旨在描述塔维斯托克诊所开展的婴幼儿心智健康工作模式（Under Fives' Counselling Service[①]）；对我们的实践工作及其起源进行概述；并将它与评估这个主题相联系，这包括那些永远不会进入长程治疗的评估，这类评估停留在被温尼科特称为“治疗性咨询（therapeutic consultation）”的层级上。该婴幼儿临床工作模式在我们的儿童及家庭部（Child and Family Department）是经常被使用的一项服务，该服务是应许多父母和他们的小婴儿或年幼孩子的短期工作需求而设置的。该服务已经运行多年，而我们也发展出了我们自己的工作模式。我们提供五次以内的咨询服务（五次可能不是家庭觉得需要或想要的），由我们团队的专业人士之一与他们工作，我们的团队由精神科、社工、儿童心理治疗和心理学四个部门的专业人员组成。这种工作模式需要由经验丰富的专业人员来进行，因为在短程工作中，你需要有一定的内在资源可以运用，需要具有快速思考的能力，并且需要具备在面对突然而强烈的被投射的焦虑时，有一定的心理复原力（resilience）。没有什么比与婴幼儿工作时更需要这些品质，我们的内心不断地被驱策着，因为当孩子处于发展速度如此之快的阶段时，每一个星期都很重要。经验较少的专业人员则有许多的机会与资深的同事一起进行工作和督导。诚然，对于各种短程工作来说，当然对于评估来说也一样，能够得到支持和讨论的时间不仅是需要的，而且是必要的[②]。

---

① “Under Five”在此有双重意义，一方面是指次数很少的短程治疗，另一方面也指 5 岁以下或心智尚未进入潜伏期的孩子。—— 译者注

② 这里是指专业人士自身需要专业人士之间的支持与意见交流。—— 译者注

在这些案例里，我们看到婴幼儿期普遍存在的困扰：那些通过拒食、拒绝入睡或拒绝分离来表现出焦虑的婴幼儿；那些愤怒、躁动不安的哭闹和发脾气的婴幼儿；或者那些由于内在的困扰而处于明显压力之下的婴幼儿，比如未解决的嫉妒，或者外在的问题，比如父母冲突或丧失带来的影响。我们发现，在这些案例中，相当多的个案可以快速地实现相当大的改变。究其根源，主要是因为对任何儿童及其家庭来说，当问题还处于儿童人生非常早期的阶段时，整个家庭是处在一种具有情感流动性的状态之中的。我们看到的是父母暂时性地无法以成年人的状态思考他们的孩子，父母被淹没在那些未被涵容的婴儿期焦虑之中，他们对自己的心智能力失去了信心，不相信自己能够有所成效地解决问题。

孩子总会受到他所处环境的影响（the child is always the child in context）。由于孩子的依赖状态从本质上不同于成年人对其他成年人的依赖，所以每一个孩子的困难都需要在其所处的关系背景中得到探索。这一点在非常小的孩子、婴儿或学步儿的身上体现得最为明显，他们的独立存在感还只是在逐渐发展之中。在临床工作中，这种依赖的积极一面是，如果问题出现转机，婴儿的康复速度会很快；所产生的问题还来不及起作用和再度活现，也还没有机会同化和构建入孩子的性格和家庭系统的结构之中。消极的一面也很明显；婴儿对投射没有防御能力，如果没有正常的保护，孩子很容易受到其他家庭成员情感的影响。这一点可以在与小婴儿的工作中清晰地表现出来。前一段时间一位年轻女子给我们的咨询服务中心打电话，在电话中她一直在哭，并说她那 6 周大的女婴自出生以来也一直在哭。当原始的婴儿式情绪相当显著的时候，我们会尽快安排会谈，而我正好能够很快地提供会谈。从第一次访谈开始，我就被一种错位的不快感所困扰。甚至一开始就这样。S 女士和萨拉迟到了；我走出房间，看到了她们，而她们却没有看到我，我感到很混乱，这不是一次准备充分的会面。我还觉得有些东西像谜一样，因为萨拉根本没有哭，而是完全睡着了，以一个奇怪的睡姿平躺在她妈妈伸开的手臂上，上面铺着一块叠着的披肩。

萨拉的妈妈坐下来，把萨拉放在腿上，一点儿也没有抱住她。她开始说了起来，声音平淡，有些支离破碎，但没有停顿。我听到的是萨拉的故事，自她们出院以来，萨拉一直没有安顿下来。她烦躁不安，难以入睡，日夜哭泣。到了晚上情况变得更糟：会变成放声大哭。S 女士说，这种哭喊是如此强烈和令人不安，以至于整个家都被其感染了。她们与孩子外祖母那边的几个亲戚住在同一幢房子里，尽管他们中不止一人有过照料孩子的经历，但是据说没有谁听到过比萨拉还痛苦的哭声。他们征求了很多医学方面的意见，很长一段时间以来萨拉都被认为没有什么问题——确实，我观察到萨拉看起来就是一个健康的大宝宝。然而，听起来 S 女士似乎不顾一切地想要说服医生：肯定是出了什么问题，他们最好考虑如何进行下一步检查。她认为孩子得了某种重病。

S 女士听起来很无助。她说睡眠不足已经让她不堪重负。这时萨拉动了一下。此时，我以为我们会听到她大哭。但是由于害怕孩子弄出一丁点儿响声，S 女士立刻开始喂奶，并开始讲述她现在的生活。当我开始理解她的故事的时候，我觉得没有必要再进一步探寻 S 女士为什么会觉得做妈妈很痛苦了。她的故事是关于诱惑和背叛的典型故事：萨拉的父亲曾向她求婚，但在她怀孕后抛弃了她。我发现很值得反思的是，社会对单亲母亲态度的改变，并没有消除 S 女士所向我传递出来的痛苦、愤怒、遗弃感和羞耻感，她始终用微弱的声音讲述着这一切。这段会谈让我感到很艰难，我努力把故事拼凑起来，有时甚至连听到 S 女士的声音都很困难，我觉得自己只能做些最简单的评论，比如 S 女士一定感到非常愤怒、不开心并且心事重重。

与此同时我也在努力观察萨拉。萨拉仍然在妈妈的膝头上，没有被抱着。她几乎只能靠自己试着对准乳头。哺乳看起来似乎没有什么连续性，我认为，这缺少了原初婴儿期涵容的基本元素，即：在喂养时妈妈环绕着孩子的臂膀和身体所构成的结构，为婴儿提供塑形和抱持；同时，乳头连同妈妈对婴儿专注的凝视，为婴儿提供焦点。有时，S女士所做的与我认为萨拉需要的正相反，她摇晃或戳戳孩子，让孩子更加不安。有时她会给萨拉一点帮助，我就放心了一些。

在我谈到她们令人痛苦的生活境况时我补充了一些对萨拉的看法，这时谈话就有了些进展（除了各种事情之外，S女士还与她的母亲闹得不可开交，她母亲想强迫萨拉的父亲承担他的责任）。我谈到萨拉感到害怕和困惑，她每晚可怕的哭声是由于惊恐，这种惊恐来自心理上的痛苦，而不是身体疾病。也许S女士自己晚上也感觉很糟糕。当S女士对“萨拉可能很担心和不开心”的这个想法表现出兴趣时，她变得更加投入了，似乎把萨拉揽得更近了一些。然而，在他们离开之后，我发现自己很沮丧、很焦虑。我满脑子想的都是失败。我觉得母亲与婴儿没能建立联结，我也没能让她们建立联结。在我看来，似乎有什么东西从根本上就是缺乏的，而我又无法将其补足。我走出房间，和一位同事就这个个案简短地谈了几句。

我们不妨在此停顿一下，从这个案例中提出一些关于评估的要点。在此，虽然在这种婴幼儿心智健康工作模式的案例中，我们并不认为被转介来的幼龄患者与大龄孩子的情况是一样的，但我们肯定要面对的是，都有一位母亲认定她的孩子是紊乱失调的。“为什么这个家庭成员被认为是患者？”问自己这个问题是非常重要的，并要思考我们能在孩子身上看到这个家庭无法整合的议题是什么。在S女士和萨拉的案例中，似乎有一个行动化的过程，对于无法被家庭消化的那些难以涵容的和原始的婴儿式需求，整个系统都在试图让萨拉成为其容器。一家人（父亲在一边；母亲、外祖母和阿姨们在另一边）无法把萨拉放在心上，而是在无意识地如同一个有机体般，尽力地排除一个异物。

在个体关系的层面上，同样的事情似乎也正在发生。S女士没有把萨拉揽在身边，而是让萨拉照料自己，让萨拉平躺在自己的膝盖上，没有被抱着。整个叙述充斥着得不到满足的需求和无法建立起来的联结。

最清楚地说明这一点的，是反移情的体验。我们从婴幼儿心智健康工作模式中学到，我们的服务也能够有效地为其他类型的与年轻家庭的工作提供补充的，是我们对移情与反移情的探索。这并不是说，在这样的短程工作中，我们总是诠释相关的移情。在评估这一类的短程工作中这样做往往也不适当。然而，我们借鉴了婴儿观察训练所提供的技能。我们认为除了观察所有的言行细节，我们还需要观察家庭对我们在情感上的影响，并巧妙地利用这一点来帮助我们思考，乃至丰富我们的谈话。对于与父母和婴儿工作，或进行探索性和评估性工作的专业人士，一周一次的婴儿观察是个极佳的预备训练。密切细致的观察，容受着强大的婴儿期痛苦的投射，以外来者和新加入者的身份在家庭中为自己找到一个位置——所有这些，都是婴儿观察的核心，也是这类工作模式的要素。从萨拉和她母亲的案例中可以清楚地看出，所有这些因素都在这次工作中发挥了作用。

最后需要补充的一点是，与同事的讨论，即使没有深入展开，但也至关重要。从某种角度可以说，我试图为 S 女士提供的是一种移情关系，一种既能容纳她成人式反思性自我、又能容纳她潜意识婴儿式焦虑的关系。也就是说，我所提供的服务，与在一个良好的环境里孩子的父亲所给予妈妈的功能是相类似的。在这种短程的工作中，我们经常发现，与父母建立合作性的工作伙伴关系，可以激发他们重新建立自己的信念，即父母双方能以成人式的、有助益的方式联合起来处理孩子的问题。对 S 女士来说，创造性的伴侣关系的概念曾受到可怕的打击，也因此所有的联结都变得不堪信任。对她来说，这既是外在的现实也是内在的确信。如果我们回想一下我前面的观点，即所有来到我们这里的家庭都对“父母可以联合起来照顾他们的孩子”这一想法有所怀疑；但我们可以看到，他们都能从与专业人士工作的直接体验中受益，在这个过程中，专业人士尝试与他们建立联结，提供一种有利于父母之间建立联结的心理环境。提供该心理环境的一个重要方面在于成功地涵容焦虑，而这通常需要一个同事作为合作伙伴。

再回来谈一谈萨拉和她母亲的案例中涵容婴儿式焦虑的问题：她们下次再来的时候状态好了一些。萨拉被一种更带有母性的方式抱着，靠得很近，充分地被支撑着。甚至在S女士开口说话前，我就感觉到了一些改变：她表现得更像一个母亲。她开始充满活力地谈起来。萨拉晚上不再大哭了。她睡得更好了，吃得也更好了。S女士明显在上次晤谈后用心地思考了一些讨论过的事情。她告诉我，她注意到一个想法，当这个想法付诸实践后，成为了整体改善的关键。当她在心中仔细地思考我们的谈话时，她想起了我曾说过的话，说她很难给予萨拉关注。她意识到当她给萨拉喂奶的时候并没有看着她，后来在她给萨拉喂奶时她就有意识地努力保持自己的目光聚焦在孩子身上。她确定是这个让萨拉感觉好多了。

可以推测的是，萨拉很久以来一直在试图向她的母亲传达一个急迫的信息："看我！"在此之际，她的母亲开始想着她，萨拉不再因为经验不被理解而感到孤单。她感到有人在陪伴；她感到一个思考性心智（thinking mind）的临在，事情对她来说开始变得更能够理解了。萨拉最初的痛苦，在没有被检查、被抱持和被理解的情况下就进入了各个成年人的心里。这些成年人不但一点儿没有减少她的恐慌，反而让自己的恐慌加重了她的恐慌。我最初见到S女士的时候，她在想萨拉是不是得了一种致命的疾病。然而，在面对S女士强烈的投射时，我坚持了下来并努力地保持思考，这让她感觉好了一些。这个母亲婴儿性一面的感觉被关注到了。因此，她内在成人的一面感到可以更加自由地思考，以与我和我的想法建立联系，并产生一个属于她自己的、有创造性的、有用的、及时的想法，可以将之付诸实践。这个例子包含了移情的体验和行为的改变。与此同时，萨拉曾是这个家庭想要驱逐出去的受害者，这个进程也停止了。妈妈和小婴儿发展成为了一组养育配对（nursing couple）。

我想描述另外一个案例，在这个案例中，这个被转介的小男孩在某种程度上提示了家庭中存在的痛苦。J 太太打电话给诊所，说她 4 岁的儿子对爆炸声产生了强烈的恐惧。她被安排了一次会谈。后来，她又打电话给行政人员说，她想也许我们需要知道，她的丈夫得了不治之症，终将进入晚期。尽管邀请了全家人（我们总是这样做，但我们并不强制所有人到场，而是希望他们愿意为此努力），但 J 太太还是单独一个人带着约翰和他的小妹妹—— 一个叫莫莉的婴儿来了。J 太太很明显处于一种焦虑状态中。她几乎不能把她的婴儿车、她的包和她的孩子们塞进房间。所有东西都在往下掉落。一进来之后，一种令人生厌的混乱感就蔓延开来。两个孩子都没有任何明显的困难，事实上，他们俩只是不安地看着妈妈。但当她打开包，拿出饼干，把外套放在地板上时，我的房间开始变成乱作一团、无人照管的样子。J 太太的精神状态正在失控。她告诉我她感到很害怕。她带约翰和莫莉去参加了盖伊・福克斯的聚会。约翰吓坏了。现在，恐惧（fright）并没有退却，而是变成了极度恐惧（terror）—— 一种对所有的砰砰声（风中的门、汽车回火、枪支、炸弹、撞车）的害怕，以恐怖症的方式呈现的害怕。约翰不再去任何聚会，因为害怕那里可能会有气球爆炸；现在他也不想去幼儿园，怕万一某个孩子过生日，在生日派对上也可能有气球。约翰是个严肃、阴沉的小男孩，饶有兴趣地看着我。莫莉是个可爱的婴儿，但有一个麻烦——她完全拒绝断奶。

也许对这个家庭进行一些假设并不难。我谈到，我明白 J 太太让我知道她丈夫病了这点是重要的。我们开始讨论这个问题。我们很快就发现，以前从来没有人在约翰面前谈论过他父亲的病，约翰显然对父亲的疲惫和烦躁感到担心和困惑。我的感觉是，约翰是如此害怕不可预知的砰砰响声，因为他觉得他生活在一个雷区。一些秘密潜伏在表面之下，一旦他碰到就会爆发。他母亲明显的脆弱性，不断蔓延的混乱感，以及他父亲不稳定的健康和精神状态，让他感到极度不安全。在我看来，约翰与小汉斯有很多相似之处，弗洛伊德（Freud，1909）富有共情地追踪和叙述了这个4岁小男孩充满挣扎的俄狄浦斯期。但是这些古典的对父亲和母亲的爱恨挣扎，对约翰来说有一个格外阴暗的成分。摆脱父亲的这个潜意识想法—— 一个父亲，像小汉斯的父亲一样，既被视为一个竞争对手，也是一个强烈崇拜的对象——似乎不再只留存于梦想和想象的世界。他的父亲正在衰竭。约翰觉得他自己充满了危险的爆炸力，并且担心如果自己爆炸了会对家人造成什么伤害。在某种程度上，他可能觉得他的毁灭性愿望已经泄漏出来了，并对他的父亲造成了致命的伤害。

约翰的焦虑无法开放性地表达出来，也不能用普通的、有意识的思考方式得以改变。似乎有一种家庭合谋要把他蒙在鼓里。在我看来，约翰身上不仅背负着他自己的焦虑，从根本上说是对死亡的焦虑；而且也背负着他父母很大一部分的焦虑。他严肃认真地关注我和他母亲之间的谈话，这对他来说是一种极大的宽慰。在这个过程中，他的焦虑升起时我会指出他的焦虑。接下来，J太太和她的丈夫想要他们两个人独自前来，我们回顾了J先生的病况、病史以及疾病对他们婚姻的意义。他们描述的家庭生活充满了焦虑的无休止的争吵、断裂和混乱；但很明显，他们从根本上还是充满关爱的父母。出乎意料的是，这之后J先生独自前来见我。这被证明是一个转折点。他发现自己对自己的处境感到非常悲伤和绝望，他哭了。当他得出了“我一直表现得好像我的一部分已经死了”这样的表述时，他认为自己意识到了一些重要的东西。之后，他和他的妻子再次与我进行会谈。他们现在可以以一种务实的方式去思考，关于如何为J先生找到心理治疗性的持续支持；关于J太太是否要放弃她的工作；关于其他一些他们应该以心智中成人决策的一面来进行思考的重要关切。

当我们最后一次与约翰和莫莉以及其他家人会面时，值得我们注意的是约翰对响声的恐惧实际上已经消失了。有些东西从他身上消退了。他的父母也大大地松了一口气。当父母的焦虑能够在移情关系中被涵容时，他们通常会感到一种从引发迫害和内疚的情境中解脱出来的感觉。之前J先生和J太太把他们婴儿式的自我投射到了约翰身上；在自己和父母恐惧的共同影响下，俄狄浦斯情结神秘而迷人的潜意识世界对约翰来说已经成为一个可怕的秘密场所，它如此危险，遍布灾难和湮灭（annihilation）。父母通常想要解脱，他们习惯于把孩子当作便利的容器，来容纳自己不想要的婴儿式焦虑。这对所有成年人来说都是一个持续的诱惑：在有幼小孩子的家庭中，很容易看到这些焦虑是如何跑到真正的婴儿身上的。在很大程度上，我们的工作可以帮助成年人收回他们自己的焦虑，恢复他们作为成年人的能力，以厘清他们混乱的思想和感受。

这个案例属于治疗性咨询的层级。大家会清楚，我在考虑两种类型的工作。第一种类型是相对短程的工作，它是自成一体的。我们在婴幼儿心智健康工作模式中所做的工作就是这方面的一个例子。它并不局限于这一模式或这一年龄组，儿童和青少年心理健康服务机构的许多日常工作都属于这一类。第二种类型可以被更确切地称为评估：区别在于该工作是否朝向着更为正式的识别出孩子的紊乱以及未来的个体治疗的方向发展。这两种类型的工作都能让家庭动起来。在第一种情况中，干预仍由家庭承担——基本上是由父母承担。在两种情况下，父母一方或父母都是以成年人的身份出席，寻求一位专业的成年人帮助他们思考。在婴幼儿心智健康工作模式中，在咨询结束后，责任要交还给家长。

专业人士可以通过与家庭直接的体验，来判断家庭需要什么。如前所述，这与在婴儿家庭中作为观察者的训练经验相类似。一位观察者必须试着清除其头脑中已经接收到的观点和预先形成的判断，并如实地看到事物的本来面目，尽管这会带来某些不适。通常，在家庭处于逆境时，专业人士必须尝试尽快见到所有的家庭成员，并建立起一个友好的、感兴趣的、接纳的、非评判性的立场；也要充分注意到家庭成员对机构、工作人员的移情发展，有时移情会以令人不安的速度呈现。

“有点像监狱，不是吗？”我们朝我的治疗室走去时，一位父亲小声嘀咕着。他一定是被强烈的意识和潜意识的感情占据着。他来到诊所，内心的一部分是希望能找到一个好的、涵容的移情客体，可以帮助他梳理自己的担忧和孩子们的紊乱。但他们内心的另一部分又怕我是个狱卒，怕我房间的门在他身后哐当地关上。理性或者非理性地，他一定觉得自己应该因为他对孩子们的所作所为而被送进监狱，不管是在事实层面还是在潜意识幻想层面。

这个人其实不是我将要描述的家庭中的父亲，但他们两者很相似。我想谈谈我对P家的感受和他们的需求。这可能是一个涉及年龄稍大儿童的短程工作的有用例子。这个案例主要是因为孩子的母亲P太太在圣诞节前非常痛苦地打电话到机构来。同事都去度假了，我是婴幼儿心智健康工作中心里为数不多的几个可以提供会谈的人之一。我见了他们，这个引起焦虑的孩子叫彼得，4.5岁。他所在的幼儿园说他的行为非常恶劣，以至于那里的老师们都无法想象，明年9月他怎么能做好上小学的准备[①]。考虑到P太太的焦虑，我为他们安排了一个比较靠前的预约时间，邀请P先生和P太太一起过来。

不知为何，我并没有询问彼得兄弟姐妹的情况，所以当我被通知到等候室去接他们一家时，看到P先生、P太太、彼得，还有彼得两个稍大一些的姐姐，我很惊讶。更重要的是，他们似乎塞满了等候室，我立刻在想我要怎么安置他们所有人。我感到不知所措。我很快就感到更加不知所措，因为这个家庭的问题生动细致地展现在我的整个房间里。P太太是一个穿着飘逸的衣服、留着长发的女士。她的身体和精神似乎充斥了整个房间，她用一种非常焦虑的方式描述彼得是多么难以管教。P先生绝望地往后靠在椅子上。彼得、伊莎贝拉和玛利亚接管了玩具和房间，把它弄得一团糟。我记得的一个细节是，他们把纸剪成数百个小块，事后很难清理干净。彼得是父母谈话的焦点，但伊莎贝拉、玛利亚

---

① 英国儿童上小学的年龄比中国早一年。——译者注

和她们的弟弟彼得一样，是混乱的制造者。一个简单的例子就可以说明父母的涵容功能是如何失效的。玛利亚拿起一把剪刀威胁说要剪断她的头发。我知道剪刀很钝，但是P先生不知道。他没有拿走剪刀或找其他方法来限制玛利亚对自己的攻击，而是继续靠在椅子上抱怨着："噢，拜托你，拜托你，玛利亚，不要这样做！你会剪掉你的头发，你会割破耳朵，会流血的……噢，拜托，我求你了，停下来。"这其中混合着"他自己都没有意识到的快乐"（引用弗洛伊德的话）——面对女儿对规则的挑战和残酷的攻击，他有些兴奋，有些投射出的快乐——然而他也明显地希望她停下来，却又找不到实现自己愿望的方法。他的妻子在这个场合也无法帮忙。

我觉得经过这次会面，以及在圣诞节后另外一个较为被涵容的会面之后，这对父母和我能够达成共识，我们都看到了眼前这个房间里发生的问题，彼得可能是在幼儿园造成最大焦虑的那个，但这三个孩子都有困难。P先生和P太太迫不及待地要来和我讨论这些问题，我觉得已经调动了家长适当的关注。我还认为他们在某种意识层面上受到了鼓舞，因为他们意识到塔维斯托克、我的治疗室和我并没有因为他们觉得自己没能成为好父母而恐惧地退却。实际上，我一共见过这家人六次：两次和孩子们在一起；三次在圣诞节和复活节之间，然后在七月见了一次。在复活节学期①，我和P先生、P太太讨论了制定限制和界限的问题，他们自己的家庭背景和早期婚姻生活的问题，还有学校教育的问题。他们已经在潜意识上准备好去思考这些问题，并且在某种程度上希望能够重建一个由成年人掌控的家庭。我们很少再听到关于彼得极端行为的消息。到了七月份，听说他很期待去上学。

在这里，就像许多短程工作的案例一样，我不会说短程治疗获得的改变能与我们期待在长程心理治疗中实现的改变相媲美。然而，这个家

① 即四月复活节假期至八月暑假之间的学期。——译者注

庭在我们的帮助下度过了危机；父母感到他们的忧虑得到了重视，他们的问题得到了新的启发，问题也因此得到了缓解。在我看来，从全面的精神分析取向的训练和深度工作的角度出发，短程工作中引发焦虑的体验可以大大增加我们评估儿童及其家庭的能力。它是一种提高我们观察能力，加快我们对移情和反移情的反应，增加我们工作取向的灵活性和广度的途径。

然而，我们有时感到长程治疗或者个体治疗的需要可能未被认识到。亲身经验告诉我们，在短程工作中哪些目标是可以达到的，特别是当（比如一个年轻的家庭）危机已经被引发且变化正在酝酿之中时。不过我们确实发现自己在想着年幼的孩子，他们的症状已经缓解，他们的情感环境也已经改变了，但在短程工作中可能没有时间给孩子本身，理想情况下如果有这样的机会对他们来说肯定是好的。约翰就是一个这样的例子。他的恐怖症消失了，父母把前面这个工作过程看作前奏，使他们接下来能在影响整个家庭的一些事情上采取措施。他父亲的疾病仍然是一个悲惨的事实，他们都得在这样的痛苦中艰难前进。约翰当然还是令人担心的。我感觉到有一个未尽事宜，并担心我们可能与这个家庭潜意识的想法共谋了，即因为命运的打击是盲目而随机的，你并不能为保护你的孩子做多少。事实上，这个家庭住得很远，对约翰规律地进行心理治疗是很困难的，但我很遗憾没有专业人员单独会见约翰，也没有机会深入细致地了解他的内心状态。家庭曾对修复失去了信心；而他们在一定程度上重新获得了它，但我们也许应该再多想想约翰——甚至还有那个还没有断奶的莫莉。

在另一个案例中这一点变得非常清晰，一个叫尼古拉斯的 3 岁孩子确实需要高频心理治疗。他是我们机构服务过的孩子里，在婴儿期遭受严重疾病的儿童之一。尼古拉斯曾经历了一次重大手术。他已经恢复了健康，但在 3.5 岁的时候，他变得不安、焦虑和霸道。他不断重复地画同一个东西—— 一条长长的线上面有些短线穿过——能够辨认出这像是他手术的伤疤。在他父母的帮助以及尼古拉斯的参与下，我们修通了许多在他婴儿时期不得不被抛诸脑后的痛苦。当生下一个生命垂危的婴儿，此事对父母和婴儿来说都具有创伤性的冲击，但在生死攸关的情况下，我们没有足够的时间处理创伤的影响。需要注意的是，尼古拉斯的父母出于内疚和爱而给予了他大量的溺爱，无意中剥夺了他体验牢固结构（firm structure）的机会，也让他丧失了父母可以解决他的麻烦的信念。有一次，他走到我挂雨衣的门口，说："这是男人的雨衣吗？我想这一定是一个男人的。"我觉得尼古拉斯的想法是，在他的想象中有一种不同类型的父亲，与家里日常现实中温和的父亲或与呈现在他的游戏中的可怕怪物截然不同。

虽然取得了良好的进步，但6个月后，他母亲打来电话说，尼古拉斯仍然不开心，有时会暴怒，在幼儿园遇到麻烦，不能和其他孩子建立友好关系。是时候要对他的心智状态做一个全面的个体评估①了：与儿童心理治疗师的三次会面显示出，在这个小男孩心里存在着很深的动荡和冲突，也是这位心理治疗师把他带入了高频治疗。随着时间的推移，我们惊讶地发现，在父母对他共同的关切之下，隐藏着的是一段令人难过的、存在着困难和分歧的婚姻；事实上，他的父母确实在他治疗期间分开了。这对夫妇似乎从来没有成功地从夫妻二人过渡到拥有一个婴儿，并成为三个人。

在这一章中，我尝试描述了在与婴幼儿及其父母进行短程工作时可以取得什么样的成果。对于各个年龄段的儿童来说，一些日常的心理健康工作同样是短程的，而评估和探索阶段的工作可能就是一个家庭能够获得的全部。通过涵容焦虑、运用密切观察以及关注移情和反移情，这种短程工作方式能够实现许多目标，虽然不是全部。有了这些资源，短

---

① 这里指的是儿童心理治疗师的一种评估工作，称为心智状态评估（State of Mind Assessment），在这种评估中，治疗师会与孩子进行三次个体访谈，以形成对孩子内心世界的理解，并且回应转介者的问题以及给予父母反馈。——译者注

程干预可以提供治疗性体验，以及训练有素的评估。

（王佳佳　译）

参考文献

Miller, L., Rustin, M., Rustin，M.，& Shuttleworth, J. (1989). *Closely Observed Infants.* London, Duckworth.

Freud, S. (1909). ‘Analysis of a Phobia in a Five-Year-Old Boy’. *S.E., X.* London: The Hogarth Press.

Winnicott, D. W. (1965). ‘The Value of the Therapeutic Consultation’. In *Psycho-Analytic Exploration.* London: Karnac Books.

第七章

家庭探索

贝塔·科普利（Beta Copley）

引言

我将从思考家庭生活中的一些影响临床工作的情感和功能的复杂性开始。我采用传统的家庭模型，这种模型可能需要根据每个家庭的实际情况有所调整：例如，那些人们所描述的男性角色或女性角色，可能以各种不同的方式得以分担；在分居或者离婚后，亲职功能在一定程度上可能由非亲生父母的成年人承担。接下来，我将讨论对家庭进行初步探索工作的说明，该探索工作可以达成的目标，以及如何实施该探索工作。本章的大部分思考都是建立在塔维斯托克诊所青少年部的家庭工作坊[①]（family workshop）的经验基础之上的，博克斯等人（Box et al.，1981/1994）对此进行了更加全面的讨论。我很感谢玛丽·波斯登（Mary Boston）针对探索性家庭工作所做的私人讨论，其中包括对比较年幼的孩子的工作。

① 青少年部的家庭工作坊融合了临床工作与治疗师的训练，通常会由两位治疗师（尽可能一男一女）与家庭进行治疗工作，受训中的治疗师会与资深治疗师一起会见家庭，并且进行团体督导。——译者注

正在发展的家庭中的情感复杂性

焦虑的涵容和家庭动力

比昂借助母婴之间的互动过程，来说明原始思维和情感经验相互协同发展的方式。比昂在谈到母亲对婴儿爱的表达方式时认为，母亲在反思性遐思（reflective reverie）中照顾婴儿的感受。婴儿通过哭声、表情和身体活动，将自己可怕的原始感觉和身体感觉传达给母亲。比昂在这里扩展了克莱因（Klein，1946）所说的“投射性认同”一词的用法，描述了自体（self）的一部分如何被感觉为他人身上的一部分。克莱因最初认为这是一种特定的侵入性过程；但比昂阐明了同样的过程如何作为一种积极的交流方式而起作用。母亲接收到婴儿原始的、混乱的情感表达，并通过爱和悉心关注，赋予它们形式和意义。随后婴儿就可以连同被思考的经验一起，再次内摄他的恐惧，但此时，这个恐惧因为已经被修正而变得较为可以忍受了。这一过程被称为涵容经验（experience of containment）。涵容经验的反复发生，不仅使早期的心理感受变得有意义，而且还为婴儿自身的涵容潜能和思考潜能的发展提供了基础（Bion，1962a，1962b）。

涵容过程使用了母亲和孩子的正性能力；但是当然，其中任何一方或双方可能会存在困难。例如，母亲可能会在分娩后抑郁，或者她自己的涵容经验本来就很少。受其自身生活经历的影响，一位孤独或不快乐的母亲甚至可能从婴儿那里寻求安慰，但婴儿显然无法给予。而婴儿也可能由于各种各样的原因，比如不能容忍挫折或嫉毁母亲的涵容能力，而难以享用母亲的悉心关注。

第一个孩子的出生给家庭生活带来了一个三角成分。父亲的作用在家庭生活更广阔的涵容功能中也很重要。最初，妈妈要照料和处理婴儿的焦虑，父亲的作用就表现为周到体贴地回应母亲在这一新角色中的需要。沃德尔提到一对接受治疗的夫妻，在婴儿出生前的早期治疗中，夫妻中的一位有时会试图与一位治疗师配对，以排斥其配偶。当6个月大的婴儿被带到治疗中时，这个婴儿也会积极地寻求与父母中的一位或者两位治疗师中的一位进行眼神交流，从而有效地从父母间发生的事情中转移注意力。

> 实际上，这个婴儿不仅在做着与父母一样的事情——即试图建立一个配对关系，并以牺牲与在场其他人的关系为代价；但他也在治疗中表达着一种应对方式，以持续地抵御对于被冷落、被拒绝以及对强烈嫉妒或孤单的恐惧（Waddell，1981，p.13；1994，p.36）。

婚姻治疗已经变成了家庭治疗！这一个小片段，既说明了在一个家庭中存在着涵容心理痛苦的需要，也显示出家庭内部的互动可能如何阻碍着涵容功能的实现。

随着第二胎和更多孩子的出生，家庭生活变得更加复杂。如上面所谈到的令人不舒服的情绪，以及嫉毁和占有欲等其他情绪，很可能大多数家庭成员都在孩子童年期的某些时候体验过。不同家庭成员的情绪可能会变得对立或相互纠缠，十分令人不舒服。这就需要一个考虑周到的涵容方法，有时候让家庭为自身提供这个涵容方法可能很困难。对于这种痛苦，家庭探索有时是有用行动的第一步。

家庭功能的差异

梅尔泽（Meltzer）和哈里斯（Harris）描述了他们所说的“功能”在家庭中的分配，其或者是作为一种一般倾向的功能，或者是作为某一特定时刻的功能。正性功能被描述为“引发爱、促进希望、涵容抑郁性的痛苦和想法”；而负性功能则被描述为“散播仇恨、播种绝望、激发迫害焦虑、制造谎言和混乱”。在所谓的“亲职配对家庭[①]（couple family）”中，正性功能主要由负有养育功能的双亲配偶（parental couple）承担，母亲承载了日常生活经验中各种问题所带来的冲击，而父亲则帮助母亲涵容被投射到她身上的东西。在父母对生活保持一种潜伏期[②]态度（latency approach）的情况下，他们对家庭生活的态度更像是“玩偶之家[③]（the dolls house family）”，家庭可能强调成就的外在展示以及在一定程度上与世隔绝。在主要的运行方式为所谓“父权制（patriarchal）”或“母权制（matriarchal）”的家庭中，某些正性功能仅由单方的或父母强势的一方来执行（Meltzer & Harris，1986，Ch.14）。在随后对里弗斯、梅多斯和弗劳尔斯三个家庭的探索中，我们可以了解到这些功能的呈现方式。

家庭的任何成员都可能发挥正性和负性的功能。由一个家庭成员承担一项功能，对其自身或整个家庭可能有所助益，也可能毫无助益。例如，在有家人死亡的情况下，孩子可能会替代家庭中的其他人涵容抑郁的痛苦，尽管他可能会为此付出一些代价。虽然这未必是长期良好的双亲功能带来的相应结果，但某一特定孩子的思考能力在家庭生活中可能非常明显。17 岁的保罗和他的父母一起参加了家庭探索，他拒绝接受

---

① 亲职配对家庭，指的是家庭中具有双亲功能的一对组合，其中一人发挥着母职功能，一人发挥着父职功能。他们可以是父母，也可以是养父母，或者家庭中同代甚至不同代的两位成年人的组合。这对组合对家庭发挥着产生爱、促进希望、涵容痛苦和思考的功能，家庭中有成员依赖他们提供的这些功能。——译者注

② 潜伏期，在此是指青春期前儿童的心智状态，他们喜欢规则，想要融入团体，不挑战权威，墨守成规，往往缺乏想象力，以及压抑性冲动，是 5 或 6 岁至 10 或 11 岁年龄组儿童的典型特征。——译者注

③ 玩偶之家，梅尔泽和哈里斯用“玩偶之家”来描述一种家庭结构或心智状态，其特点是只强调家庭中令人愉悦的方面，以及家人作为共同体的团结性或凝聚性，常常呈现为这个家庭具有一种普世价值观的美好或道德上的良好，而这通常涉及与他人（比如邻居）的或是家庭内部成员间的攀比。——译者注

针对他滥用毒品问题的个体治疗，抱怨说父母让他接受个体治疗只是为了他们自己着想而不是为了他。他 11 岁的弟弟亚历克斯，能够帮助保罗思考他们父母的良好动机（Copley，1993，pp.202-203）。在布什家庭（Copley，1983）中，索引患者[①]（indexed patient）肖恩，有时候会冷嘲热讽地散播绝望，对他的家庭生活和家庭治疗的目的编造谎言和制造混乱。在一次会谈过程的绘画中，他脱下靴子，声称他的臭脚构成了作品的核心部分。

功能可能是由成员自愿行使的，也可能是强加给其他成员的。在许多家庭中，有时候有些成员会通过投射性认同将自己不想要的体验侵入性地传递到他人身上。它剥夺了投射者尝试成为自己的努力，并可能干扰其他家庭成员发挥正性功能以及体验他们自己的身份。肖恩和他妹妹道恩有时会成功地把自己不高兴的情绪放置（locating）到对方身上，从而使对方成为“那个坏的人”。通过投射性认同，孩子们可以体验到自己是“小妈妈和小爸爸”，以此摆脱他们真切体验到的对父母的依赖之情，以及他们自己的嫉妒与竞争之心。青少年期的道恩以母亲般的指导口吻对妈妈说，她真的应该对肖恩加以约束，这进一步削弱了已经岌岌可危的母职功能。本章给出了一些投射性认同发生在家庭中的例子，穆斯塔基（Moustaki，1981，1994）在有关家庭的章节中也对此进行了讨论。

帮派活动（gang activity）也会破坏正性功能。一方面，肖恩和道恩联手破坏了母亲寻求治疗的尝试。有时，一个由孩子主导的、由肖恩和道恩组成的以自恋为特征的帮派（narcissistic gang），与母亲婴儿性的部分一起，共同破坏了治疗师有意义的思考。另一方面，道恩可能在其他时刻尝试过建设性地思考，甚至为了家人去面对抑郁的痛苦。

---

① 索引患者，家庭治疗的术语，指的是家庭中被认为有问题或者有困难的人，但其呈现的问题其实是家庭成员相互作用的结果，家庭本身才是“患者”。——译者注

家庭成员可能会陷入“基本假设团体”的行为模式。在基本假设团体中，思考会被立即的、共同的、潜意识的假设所取代，而不像比昂（Bion，1961）描述的“工作团体（work group）”的功能，即想法和感受能够与现实相适应，具有“与弗洛伊德归于自我（ego）的特征相类似的特征”（Bion，ibid.，p.143）。比昂描述了三种类型的基本假设（basic assumption）：团体的目标在于维持一种对带领者极端的依赖；小组的存在就是为了战斗或逃跑；或者它内部某种形式的配对会神奇地制造出一个救世主作为对痛苦的逃避。然而，他也警告我们，这些基本假设通常不是以能够被清楚辨识的方式呈现，并且不能视为一种独立的心智状态（Bion，ibid.，p.165）。我们稍后将看到弗劳尔斯家庭的成员有时会呈现出基本假设行动来破坏更为深思熟虑的态度和方法。

家庭探索

家庭取向工作方法的适应证

家庭取向的工作方式显然对家庭自身内部的冲突性问题或痛苦事件具有重要意义，正如我们稍后将在里弗斯和弗劳尔斯这两个家庭的工作中看到的那样。家庭成员的死亡或事故、婚姻破裂，甚或一些外部事件都可能导致家庭内部正性功能的削弱。例如，父母任何一方的死亡或离开，不仅会直接造成痛苦，还会因此失去一个主要的容器。家庭成员们可能会被置于未被涵容的内疚或焦虑之中，因为他们认为自己对于所发生的事情亦有责任。

患者可能会被转介到诊所，但与问题相关的一些情绪性（emotionality）和思考可能在其身上是缺失的，或因其他家庭成员的情绪而更加复杂化。多琳，15 岁左右的女孩，遇到一些关于青少年期的问题，父母对于她未来要离开家的反应，与她母亲早年因流产而遭遇的多次丧失体验混杂一起，使她的问题显得更加复杂。13 岁的马丁，习惯了承载兄弟姐妹们因母亲去世而产生的痛苦。阿迈德对职业生涯的追求与家人对他将加入家族企业的愿景相冲突，这导致他呈现自杀姿态（suicidal gesture）。这些问题可以在家庭探索中得以建设性地思考。在阿迈德的案例中，问题在随后的个体治疗中进行了进一步探索（Copley，1993）。

周围的环境清楚地表明，马丁（上述）在替代别人承受痛苦。一个家庭成员也可能承担了其他家庭成员的情感功能，这或许不那么明显，但可以通过某种形式的个体无能或功能故碍，并与家庭内部的分裂、融合或共享错误观念等迹象一起窥见一斑。通过让一个成员承载属于另一个成员的情感而发生未被涵容的侵入性投射，就像马丁那样；拉帮结派的做法会阻碍良性功能的发挥，就像有时发生在肖恩和道恩之间的那样；以及在一个家庭中运用基本假设的倾向，这些都可能导致家庭成员内部的有效的自体感（effective sense of self）变得难以辨别。在此，我将在上述准则的脉络下，讨论以精神分析为指导的家庭探索。当然，其中许多内容与其他家庭治疗方法中述及的有所重叠，比如“纠缠关系（enmeshment）、过度保护、僵化和缺乏冲突解决”（Minuchin et al.，1978，p.30）。

梅尔泽和哈里斯（Meltzer & Harris，1986，p.173）指出，有些家庭很难允许一个孩子与老师或治疗师建立移情关系。家庭也可能对转介给他们的机构的性质怀有“前置移情（pre-transference）”的焦虑。对于这两种情况，家庭探索可能都会有所帮助，我们很快就会在梅多斯家庭的案例中看到这一点。一方面，家庭探索也可以被用于更广泛类型的转介，当然不包括那些明显需要个体关注的被转介者，比如寻求隐私性的青少年。治疗师会继续参与后续的个体治疗，为此提供有关孩子背景的第一手资料；孩子们在家庭共同出席会谈时见过治疗师，在个体治疗时与父母分开也更为容易。另一方面，孩子的父母在家庭探索之后可能会继续接受个体治疗，对自己做进一步的探索，他们可能会觉得转到另一个治疗师那里工作是困难的。

家庭探索的本质

在家庭探索中，治疗师不仅要尝试直接与“什么是作为问题被家庭带来的”建立联系，而且要在心智中留出空间来汇集和思考家庭成员间情绪体验的相互影响。治疗师很可能会探索转介的本质以及家庭带来的真正问题，通过这样做来尝试帮助将治疗室里正在发生的事情、家庭当前的问题与过去的相关事件建立起有意义的连结。关注当前被表达出来的总体内容，可以引发更进一步的认知，不仅要识别出或许是基于投射性认同而形成的家庭内部的纠缠，还要认识到个体的差异、冲突和需求。

家庭成员如何体验治疗师以及如何与治疗师建立联系——移情，以及治疗师利用自己被唤起的情感——反移情，这两者是工作的核心。针对反移情的早期观点认为，反移情与治疗师对患者的反应相关，这种反应基于治疗师自己的心理病理；但是随后，尤其是海曼（Heimann，1950）的那篇经典文献之后，人们如今的理解是：反移情能够提供关于潜意识沟通的重要信息，无论是正性还是负性反移情，正如我们将在更为详细的家庭探索工作的临床记录中看到的那样。（针对与家庭工作的移情和反移情的详细讨论，见 Moustaki，1981，1994。）

治疗师对家庭传递出来的内容给予接纳和关注，借鉴了本章开头提到的涵容模型。那些痛苦、冲突和家庭困惑，在治疗师的心智中找到一席之地，治疗师以一种在精神上和情绪上更容易消化的形式重新构建它们，然后返还给家庭。这样可以帮助这些体验变得更加可承受，更容易触碰，既得以被思考，也可能产生改变。

提供以四次为上限的会谈，可以让人们对所涉及的情绪议题发展出一定的理解；并提供机会去思考是否有更进一步的干预措施，如果有，什么样的进一步干预是适当的；还要考虑到一些家庭成员做出的有限但重要的承诺。就像在个体短程治疗中那样，清晰地注意与家庭工作的时间界限，也有助于避免不恰当的移情关系的发展，这种不恰当的移情关系可能会妨碍良性的结束过程。然而，有时延长或以某种方式修改探索工作的时长或过程也是适当的——对移情议题给予特别的关注——正如我们将在下面的特里家庭和稍后讨论的弗劳尔斯家庭中看到的那样。

为了在全体家庭成员间建立情感联结，治疗师需要确保所有在场者都有参与的空间，而且需要考虑到每一位没有参与交流的成员。与其他形式的团体工作一样，治疗师还需要帮助在场成员将问题与不在场成员关联起来。年幼的孩子需要借助一些东西来帮助他们传达他们的感情，以便于被理解。治疗师还必须找到一个方法，关注到成人和孩子各自带来的影响之间的关联。

心智中的家和治疗室里的家庭

家庭可能会被建议进行家庭工作，但是有些成员可能不想参与其中。史密斯夫妇来寻求帮助，因为他们看到他们十几岁的女儿玛丽性行为过度，缺乏学习活动，但玛丽拒绝参加。她的行为和她姐姐的行为形成了鲜明的对照，姐姐在家庭中扮演“好人”，这表明可能存在分裂和投射性认同，并确认了家庭干预的可取性。治疗师与父母进行了简短工作，但同时脑中想着整个家庭，这使治疗师对父母本身的性欲冲突有所理解，随后他们逐渐能够使玛丽有兴趣参与到家庭探索中来（Copley，1981，1994）。

有时候，父母可能不想把相对年幼的孩子带过来，他们希望把这些孩子隔离在其他家庭成员的麻烦之外。兄弟姐妹，甚至索引患者，都可能会从探索中退出，就像发生在特里家庭中索引患者安娜和她的姐妹们身上的情况一样（Copley，1987）。不过，治疗师也可以继续和父母工作，把缺席的家庭成员牢牢放在心中，并且有时会在治疗室中真的给他们留出位子。

安娜·特里是患有严重厌食症的青少年，但是她却丧失了感知自己需求的能力，并表现出对自己的严重状况毫无兴趣。似乎本来属于她的痛苦体验大部分都传递给了她的妈妈，不是作为一种寻求妈妈的涵容和理解的良性投射性认同的形式；而是相反地以侵入性的方式放置进妈妈的心中。妈妈极度担忧安娜可能会死去，这个担忧一直萦绕在妈妈心头。据说安娜对此漠不关心，爸爸也持无动于衷的态度。因此爸爸对此根本没有涵容功能。在一次约定好的对父母的延伸探索中，爸爸在家庭中的位置问题变成了一个引发争论的议题：他不能对妈妈的焦虑在情感上有所回应吗？——就像前面谈到的“亲职配对”家庭中的父亲那样——还是因为妈妈一直以母权统治的形式阻止他回应自己的焦虑？在探索中，父母参与确实变得不再完全是母性——或者说母权了，爸爸变得更加能够触及他自己的焦虑并可以对妻子的焦虑有所回应。父母的担忧能够以更加开放和彼此分担的方式得到表达。在父母真正联合的涵容（能力）增加之后，妈妈对安娜的焦虑的吸纳以及与安娜的痛苦纠缠在一起的状况随之减少。这反过来又明显地帮助安娜理解了自己的焦虑；她接受了为她提供的个体治疗，尽管她没有出席早期的家庭探索，但她现在愿意进入个体治疗。

这些经验表明，确实不是必须有一个严格的规则，要求“所有家庭成员”都得参加以使探索工作在家庭环境中进行，但需要将那些缺席的成员记在心上。有些家庭成员可能会被邀请参加特定目标的会谈，如前面谈到的，11 岁的亚历克斯参加了一次会谈，以帮助解决他哥哥和父母之间的困难。在父母离异或父母分居后与新父母生活在一起的家庭中，可能需要仔细思考需要请谁来参加会谈。在会谈时，原生家庭和重组家庭都需要被治疗师牢记在心中。

我更愿意用“探索”的方式来思考，而不是用更常用的“评估”的方式来思考。因为“探索”意味着一种更加真诚的共同探索问题的方式。它还可能避免或减轻被评估和被发现不够好而带来的感受。探索工作使人认识到，家庭在使用治疗师提供给他们的时间和空间的方式上存在着不同。有些家庭可能会试探性地寻求某种形式的咨询以减轻痛苦；或者像我们将要看到的，不情愿地参与，如在梅多斯家庭中至少有一部分是这样的。其他家庭，像我们将在里弗斯家庭中看到的，可能会对治疗师（们）在心智中为他们提供空间迅速地给予感激。一次寻求家庭成员对于家庭探索之作用的共同理解的探索，也许更有可能得出家庭可以接受的结论。

这里所描述的工作包含对所讨论议题的事实背景的一些探索。家庭探索与其他家庭治疗方法相同，都需要在家庭系统的此时此地中进行工作。精神分析取向的工作方法，意味着它本质上是非指导性的。

三个临床案例

里弗斯家庭：帮助重建家庭功能

伊恩·里弗斯，10 岁，自从他 9 岁的妹妹苏从树上掉下来受伤后，就出现了睡眠困难，因此他被转介过来。诊所认为兄弟姐妹中有人受伤后出现此类症状，最好从家庭系统着手，并提供了总共四个小节的探索。

所有的家庭成员——父母、伊恩、苏和四个月大的宝宝都来了。父母讲到那次事故的可怕冲击，他们说几乎不敢去想那件事情，尽管苏现在已经出院并且康复良好。他们感到惊慌和困惑，因为他们看到的不仅仅是伊恩的睡眠问题，还有他的不开心。爸爸和妈妈都说，这场事故怎么讲也不是他的错。妈妈详细地讲述了苏放学后如何在公园里和一群女孩玩，以及她如何让伊恩和一些与他要好的男孩们走开了。苏摔下来的时候，妈妈自己正和小宝宝坐在不远处。爸爸说他出差了，非常难过他不能立刻赶回家，但是伊恩确实给了妈妈切实的支持。治疗师S女士询问了其他人的感受。妈妈讲述了伊恩是如何的好，如何努力地安慰她；并补充说，苏摔下来的事情发生不久，小宝宝也生病了。接下来，妈妈详细地描述了苏住院时伊恩对小宝宝多么体贴。伊恩保持着沉默和严肃。

S女士继续探索他们与这次事故相关的感受，并留意每个家庭成员的个体体验。妈妈说，她非常难过事故发生的那一刻她实际上没有在照看苏。在S女士的帮助下，妈妈承认说，她很害怕一动不动地躺在地上的苏死了或者将会死去。她还非常遗憾地说起，最近她父亲去世时她就没能在场。S女士能够感受到那种与死亡恐惧有关的焦虑之苦，也能感受到父亲和母亲为在这场事故中以不同的方式缺席而感到的懊悔。

通过认真探索家庭曾认为很难尝试去思考的问题，家庭的焦虑第一次得以表达和分享。伊恩现在可以讲述，回来的时候发现家人已经不在原地，他很害怕，看到救护车他也很害怕。稍后，伊恩说，他也曾害怕他和男孩们离开并磨磨蹭蹭回来是不是延误了把苏送去医院的时间。S女士想知道是不是伊恩也曾担心苏会死去。伊恩的妈妈问他为什么之前不告诉她这些，并强调说救护车那时刚刚到。伊恩说："我以为你觉得苏和女孩们一起上树是我的错，因为你并不真的想让我走开。"妈妈回答说："你看起来那么难过，我想到你可能认为我在责怪你，所以我没有谈起这些。"

爸爸和妈妈都再次向伊恩保证，他在这件事情上帮了很大忙。S女士询问，是大家总是认为他很有帮助，还是他总是觉得自己是有帮助的。"嗯，"苏非常欢快地说，"只要有机会他就会对我发号施令，如果你管这叫作有帮助的话。”伊恩也稍微变得欢快了一些并且说道：“不，我没有。”然后他们俩就开始了“是，你就是”和“不，我没有”这样的互相调侃。然后爸爸非常幽默地说：“你们俩又来了。”妈妈补充道：“好了，好在起码我们看到伊恩更活跃了一点儿。”苏抱怨说，允许伊恩对她发号施令是不公平的，甚至小宝宝也可以命令妈妈给她喂饭，但是她对谁都不能发号施令！

随着探索工作的继续，两个孩子都更加放松了。当父母谈到妈妈自己的父亲以及他们对早期家庭事件的感受时，孩子们则在旁边的小桌子上玩乐高。他们也在听着，并且时不时地加入进来。父母对S女士说，两个孩子对于小宝宝到来的反应超过了他们的预期；当然，伊恩小时候对苏也有一些嫉妒。S女士和家人都意识到了嫉妒可能是多么的痛苦；而当担心有人可能会死的时候，他们会感觉到或者已经感觉到，嫉妒是多么的可怕。

鉴于目前孩子们之间的争论和家长的反应，S女士很好奇，是否有什么东西与以某种方式困扰着他们所有人的“霸道”的感觉有关。S女士在心里想，母亲对其父亲去世的悲痛可能让伊恩觉得，妈妈可能希望他在事故发生的当天与她在一起。更重要的是，S女士在想，在爸爸不在的情况下，通过投射性认同，伊恩可能承担起了有帮助的“小爸爸”的角色，而且他也被鼓励去“扮演”一个对家庭有帮助的“小爸爸”；其代价就是牺牲了自己日常的男孩气，自发的乐于助人，以及忍耐住自己对兄弟姐妹们正常的嫉妒感。

在家庭咨询中，提出不同的观点确实很重要；但同时也要以一种不会让任何成员感觉到当众受到负面评论的方式进行表达。S女士尝试将她自己心中的理解与大家分享。她提到了事故发生时，除了爸爸无法避免的缺席所带来的痛苦，还有妈妈父亲的死亡所带来的持续痛苦。她想知道，在爸爸不在的时候，如果遇到困难，家里人是否觉得需要伊恩成为一个“大男孩父亲（big boy father）”。同时她意识到，苏认为伊恩已经太专横了；而伊恩，像苏一样，可能对刚出生的宝宝也有着复杂的感情，他也希望放学后能自由地和朋友们出去玩。她的干预给家庭带来了意义，随后的家庭交流更加轻松了。

在三次会谈的过程中，伊恩说他知道事故不是他的错；但同时，他对于自己那时心里有想要从“只有女孩和婴儿”的情境中逃离开的念头感觉非常糟糕。伊恩现实中的父母很担心他，并没有因这次事故责怪他；他所体验到的迫害性内疚感来自内在的父母。他的内在父母当然既受到他现实父母的特征的影响，也受到他个人对父母的感知的影响。现在他的父母认为，他们可能已经让伊恩不堪重负，因为他们期待伊恩持续地照顾妹妹们。

在进行干预之后，伊恩似乎能够接纳他自己做一个普通的、合理但不过度地助人的 10 岁男孩了。他不再有睡眠问题。家庭假期的时间到了，S 女士说如果他们需要，假期后可以为他们提供第四次会谈。不过，这家人表达了他们对于已经取得的进展感到很开心，他们觉得现在可以自己来处理事情了，也知道在需要的时候他们还可以回到治疗中来。

在反移情中，S 女士觉得在与他们接触的过程中，家庭成员非常感激她，认为她是能够涵容他们的痛苦并且能够思考他们的困难的人。对于感到自身内部当下没有心理空间去检视自己对事件的反应的家庭，为他们提供这样的空间，可以帮助这个家庭重新找回家庭功能的一般性倾向，即梅尔泽和哈里斯所称的“亲职配对家庭”；并让父母之间能够发挥他们的正性功能。在经历了“被思考”之后，竞争被更公开地意识到了（苏和伊恩）；他们可能感觉到（兄弟姐妹之间的）竞争并没有那么具灾难性（伊恩），或者感觉竞争的冲突性也减少了。这让人感觉到更有可能“成为”自己（如伊恩），而不是感觉个人需要“成为”或被强制要求“成为”一位替代性的父亲（如伊恩和他的父母）。与死亡相关的想法可能会变得更加“可思考”（如母亲）。在父亲不在家的情况下，家庭可能更容易抱持住个人的痛苦（父亲和母亲）。

在这里，我们可以窥见家庭互动中的变化——此处与实际的外在事件相关联——如何影响着家庭成员在内心世界中感知自己的方式。我们也能看到，家庭成员感知自己方式的改变又可能如何影响家庭的互动！这一探索起到了一种小规模的治疗性干预的作用，不仅帮助家庭从目前的不幸中恢复过来，而且也帮助他们对作为一个家庭的自身功能获得了一些领悟。

梅多斯家庭：使个体接受个体治疗

14 岁女孩林恩·梅多斯，因为社交孤立和缺乏学习兴趣被她所在的中学转介过来。一家人第一次来做探索性治疗时，对于被“送”来接受探索有着非常明显的不满。母亲疲惫不堪、神情冷漠，她和林恩的弟弟都没怎么参与会谈。下一节的会谈他们因为男孩的生病而请假，并对此表达了歉意。父亲对学校的抱怨以及他与林恩之间的关系性质，主导了第一次会谈。父亲说他的孩子不需要治疗；学校并未为所当为！他对诊所的公然蔑视也暗示了某种程度的潜在恐惧。治疗师尝试了解母亲对于被转介过来这件事情的感觉，这位妈妈则不耐烦地表达了对父亲所说内容的赞同。治疗师们确认了家庭对于被转介到诊所来的不满，以及他们的干预因此会被感受为一种入侵。

林恩用一种稚嫩的口吻说她父亲是多么了不起，他显然对她很溺爱，称她为他的“闪耀之星”。她漫不经心地谈到她离开学校后会进行富有创造性的写作，似乎把上学和学习看作一种可以忽略的较低层次的东西。父亲说，知识的获取应该是学校自动提供而林恩自愿吸收的事情，把他们转介到诊所来是多余的。这位男治疗师邀请他的女同事一起讨论由此引发的一个问题：为了能够创造性地写作，是否需要一些学习。林恩似乎很惊讶她的父亲期望她在学校取得一些正规教育上的成就。她似乎对治疗师之间开放的、分享式的讨论也感觉大为吃惊。

这是一个青春期的女孩，她沉溺于与父亲间婴儿式的俄狄浦斯关系而无法向前发展，而她母亲对此的情绪回应并不强烈，这很可能助长了她是爸爸的小公主的信念。（没有明显的实际性侵害的迹象。）在会谈结束后的讨论中，治疗师们一致认为个体治疗可以帮助林恩更多地了解自己，且有助于她的情绪发展。尽管父亲对此的反应是轻蔑的，但林恩确实开始对个人探索的想法产生了兴趣。父亲先是表达了一些反对意见，虽然既不理解也不情愿，但最终还是同意了林恩接受个人探索。这家人在两次会谈后就退出了；而林恩，在一次个人探索工作之后，在他们名义上同意的情况下，开始接受个体治疗了。

治疗师们认识到是什么让这位父亲确定无疑地认为学校以及随后的诊所和治疗师们是对他们家庭事务的入侵，这样的认识对于触及该家庭的议题是必要的。当情绪发展所必需的一些正性功能缺失时——这里特指在一个似乎是父权制的家庭中呈现出来的思考和希望的缺失——这些正性功能在治疗师身上呈现出来就很重要。男治疗师最初与林恩的父亲进行了大量的交流。女性治疗师被母亲退缩的状态盘踞心头而深受其影响，觉得当时自己能为他们做的事很少。她的同事能够对父亲做出建设性的回应，并将她拉入讨论，这使治疗师之间能够就家庭中出现的困难进行深入的对话。虽然这个家庭不愿意对家庭关系进行任何探索，但父亲的敌意稍有减少，而林恩对自己需求的意识则略有提高，这两者能够在探索的过程中一起出现，为实现林恩的个体治疗提供了必要的催化剂。

弗劳尔斯家庭：提供一个持续治疗的框架

理解治疗师对家庭所带来的内容产生的情感反应——即理解治疗师的反移情——在与家庭的工作中非常重要，这是我要在此特别指出的一点。这个家庭的父亲是一名律师，母亲是一位行政官员，他们俩大概都在45岁左右或者接近50岁的年纪，他们住在与R先生工作的儿童辅导诊所（child guidance clinic）的所在地颇有些距离的地方。他们20岁的女儿梅，在当地一所大学读书；15岁的儿子马克，也是本个案的索引患者，在很远的一所寄宿学校上学。父母双方的家庭都是在他们很小的时候搬来这个国家的，父母曾经考虑在政治条件允许时休假一段时间全家一起回祖国去，但这要等到马克毕业离开学校之后。

弗劳尔斯先生依照马克学校的建议给诊所写信来寻求帮助，理由是马克天资聪颖但成绩不佳。由于信件中还包括一些家庭事宜，诊所便建议他们进行家庭探索。在确认了马克知道自己被转介，而且并非他自己寻求个体会谈之后，治疗师R先生写信邀请住在一起的家人都来参加探索会谈。在预期父母双方都会参加探索的情况下，R先生更倾向于与一位女性治疗师联合工作，但当时诊所的资源有限，这没能实现。

所有家人都来参加了第一次会谈并定期出席。R先生提议，他们应该进行为期四节左右的探索，如果家庭探索工作适合他们，再思考如何进行下去。R先生立刻感受到：这是一个愿意合作的家庭，所有家庭成员都关心整个家庭的成就。妈妈说他们一致认为诊所把全体家庭成员看作马克问题的背景是合理的，由此可以检验这个家庭“一切正常”——接下来得出的观点是，很显然确实如此！R先生尝试了解他们是否会因为学校建议他们来诊所而感到苦恼（就像梅多斯家庭的案例一样），但家人坚定地认为这样的想法与实际情况毫不相关，同时给出了一个非常确定的回应，即全家人理所应当要为每一位家庭成员倾尽全力。

15岁的马克寡言少语，个子很高，但是模样看起来却很年轻；他承认他之前不想上寄宿学校，但在那里交了几个朋友，也便没有特别想离开。R先生尝试理解家庭对于马克作为一个男孩是否有什么特殊的期望，但他这个尝试被礼貌地否定了。可能与马克的问题相关的任何其他问题都被认为是微不足道的，例如，马克的问题可能与父母提出回祖国休假有关，但他们坚持认为根本且核心的问题是马克的学业不佳。马克的情况与父亲自己早年在学业上的优异形成了反差。这个家庭的信念是马克在这方面应该追随他的父亲，这似乎是不言而喻的，包括马克本人在内的所有人都认同这一点。R 先生问到，马克对木工和机械的结合有兴趣，且他自己曾经提到过，如果说他确有真实成就，这个兴趣算罕见的一例，那么这个兴趣与他的学业不佳有着怎样的关联呢？经过一番反思，R 先生觉得自己问这个问题可能有点儿愚笨，只会让全家人都觉得他的想法非常不合常理。马克罕见地参与了发言，但显然他与父母的观点一致，即追随这样的兴趣是对优质教育的浪费。

这个家庭的成员经常提到他们所有人，包括马克，一起在家里度过的快乐时光。马克必须由他父母之一去学校接他过来；另外两个家庭成员则直接从不同的地方来参加会谈，他们会在会谈开始时刚好到达诊所。所有成员都倾向于在治疗室表达对彼此的关爱来开启相遇，并简短地交换一些家庭方面的小新闻。R 先生有时会觉得自己被冷落了，甚至对不是这个团圆幸福家庭的一分子感到愤恨。然而，当一家人在房间里安顿下来时，气氛发生了变化，一种不祥的平静往往预示着马克父母将要讲述他学业的不尽如人意，这主导了会谈的大部分时间，除了最后一次。马克看上去很痛苦，但很少说话。

在第二次会谈中，R 先生说他看到了他们家庭团聚的愉悦之情；但他也指出了，正在进行的任务，包括他自己在其中的角色，可能会被认为是侵入性的，并会破坏他们的家庭幸福感。在这次会谈中，似乎马克有意地选择坐在一个风格与治疗师座位相似的扶手椅上，那是与父亲在第一次会谈中所坐的座位临近的椅子，但上一次没有人坐。在第三次会谈开始时，马克拿出了他的记事簿，用显然引不起家人注意的声音轻声地说起了这次约定，马克用了半开玩笑的方式说，但在 R 先生看来感觉有些悲伤。马克试图结束这种家庭欢乐的短暂表达，并将会谈带入正轨——尽管他用了不太一样的方式，但这正是 R 先生当时自己准备做的！虽然马克在使用投射性认同使自己体现父亲的身份认同，或者在这里，也许是治疗性身份认同时，非常胆怯；但是他似乎在利用这种机制更容易地将自己与父母的角色融合在一起：“我们把姐姐送去了大学”。尽管会谈开始时表现得很亲近，但关于马克在学校的表现，R 先生看不到任何证据表明他有来自内在家庭的坚定支持感。

但很快就可以看出，这个家庭在努力纠正马克在学校表现不佳的问题上是多么地投入。妈妈给他布置额外的家庭作业，姐姐给他提出很好的建议，而爸爸是她们俩这样做的后台。尽管 R 先生明白这是一种探索，但他的体验是，这种思考家庭所带来的素材的探索工作，让家庭觉得缓慢且带有侵入性，而他们对此只是在礼貌地忍耐着；他感到很失败。对他自己反移情的剖析，使他相信他正在体验着来自家庭成员的失败感，而他们期待他能够在不需要做任何思考的情况下迅速改善这种失败感。在第一次会谈中，他曾经愉快地宣称这个家庭“一切正常”；现在 R 先生认为，这个家庭对马克的要求似乎传递了一种学业不佳的感觉，但其实这不仅是马克的困难，而是这个家庭整体的。

在第三次会谈中——是马克把会谈拉回正轨——在爸爸的鲜明赞许下，妈妈和梅都向马克展示了他是如何没有做好家庭作业的。马克既不争辩也不怨恨，但看上去很痛苦。R 先生指出，家庭成员现在可能体验到他们是作为一个整体在运行，在一对“母亲老师”的密切监督下，他们迫切地试图帮助马克去克服似乎是所有家庭成员都无法忍受的失败。然而，马克似乎很难利用他们的帮助。R 先生再次说，自己很可能被认为是没有帮助的，且对他们的家庭信念具有侵入性，而他们的信念是他们是互相帮助、团结一致的家庭，并且有能力自行恢复自家一切表现良好的感觉。

虽然父母的抱怨让马克显得很苦恼，但他似乎并不反对他们。梅曾经建议他更巧妙地隐藏自己的错误，以避免挨训。尽管她是在表达同情，但同时也透露出了隐藏失败的需要。还有一次，父母坐在她和马克之间，她交给他们一块橡皮要他们给马克，说那是一块特殊的橡皮，他可以把它粘在钢笔或铅笔上，在他写字的同时可以把任何乱七八糟的东西擦干净。R 先生说，他们有一种家庭团结感，在这种感觉中，不成功是无法忍受的：马克要隐藏或抹去无法忍受的学业失败感，不仅是为了他自己，也是为了整个家庭。家人对 R 先生这些评论的反应，往往是礼貌地抹去它们（或者可以说，“把它们擦干净”），就好像 R 先生并没有真的在说话；或是指出他们只是一个正常的、有爱心的家庭。

有人提到了马克早期的一些治疗没有取得任何令人满意的结果，并对治疗师的能力略有质疑。R 先生再次感到，他（与这个家庭）的工作到现在应该有所成效，尽管他所做的干预几乎没有得到这个家庭公开的关注。他询问家庭是否怀疑他的能力，以及他们对于他缓慢的工作方式有何感受和想法。尽管他们说，对没有什么结果感到失望是很自然的，但礼貌地否认了他们怀疑他的能力。

有一次，父亲抱怨说，马克在去看牙医之前没有在家里做家庭作业，而是坚持要找出去购物的母亲。R 先生指出，看牙医时可能会有焦虑。爸爸妈妈则坚定地表示，他们家要求使用麻醉剂了。仿佛这样就处理了焦虑问题。R 先生提出了不同的观点；一方面，很明显，爸爸妈妈认为，牙医提供的麻醉剂应该足以麻醉任何与看牙医有关的焦虑，这样焦虑就不会影响马克做作业的能力；而另一方面，马克好像在说，妈妈在场才是他寻求的麻醉剂。爸爸生气地说，焦虑是一种需要被消除的东西。梅异乎寻常地沉默着，而马克略带泪光。爸爸继续说着他对马克没有完成作业和学业不佳感到绝望；就在爸爸这样做的时候，妈妈、梅和马克本人之间出现了一瞬间温柔的目光交流。R 先生评论说，此刻家庭成员之间可能存在分歧。R 先生认为自己和父亲目前看起来可能对焦虑的性质持有不同的意见，即：是否可以对焦虑情绪进行建设性地思考；焦虑是否能够被麻醉，或者是否可以而且应该被坚决地消除。这个家庭中的不同情绪令 R 先生感到痛苦，特别是马克那未经言说的无助；他很想知道，家庭其他成员是否觉得他意识到了治疗室里无法被麻醉的不同种类的其他痛苦。

在探索期接近尾声时，R 先生有时感觉到自己的干预得到了更大的容忍；同时也意识到家庭既企图将他拉进“封闭”的家庭世界，又想将他带来的一些潜在侵入性的想法拒之门外。当 R 先生指出，计划中的家庭探索时间即将结束，需要大家一起考虑未来的安排时，梅说，“当然”整个家庭都希望继续一起治疗。没有人反对。对家庭工作的渴望可能意味着该工作的适用性；但是在这里，也可能表明需要考虑家庭成员分离个体化方面的困难。R 先生认为，进一步的联合工作可能有助于加深理解家庭成员与马克学业困难之间的关系，并可能减轻家庭的要求带给马克的压力，但个体工作可能也适合马克。因此，R 先生认为有必要单独见马克，以便从他的角度评估问题，并与其父母讨论作为父母他们可以支持什么样的治疗方案。

因此，R 先生提议在最后一次家庭探索会谈之前，与父母和马克分别进行一次单独会谈，以决定接下来可能开展的进一步工作。梅立刻就表达了对于她在家里不能说的事情的焦虑，而这对她很重要，并要求单独会见 R 先生。这得到了家人的支持。R 先生感到困惑，觉得梅更可能是他潜在的个体治疗的患者。他也开始担心，如果他做出一个不寻常的决定，即单独会见索引患者的兄弟姐妹，这与他的支持性家庭工作坊的工作方式不一致。然后，他意识到，他对于遵从规矩的焦虑可能源于他对这个家庭的家庭动力的感受，并努力思忖他自己的实践知识，即工作坊并不反对在对需求做周密评估的基础上在家庭工作中采用多样性的工作方式！（无论是他还是工作坊都认为，一个年长的兄弟姐妹如此主动的参与愿望是不寻常的，但梅显然在家庭动力中扮演着积极主动的角色。）

通过他的反移情体验，R 先生认为梅可能正在触及一个复杂的家庭问题，即“成为”家庭之忠实成员的同时也成为一个个体。他认为家庭或许可以从两个不同的方面来思考分开会见父母、马克和梅的议题。一方面，这些单独会谈可以被看作一个能够体验个人而非家庭身份的空间；另一方面，这些会谈可以提供一个机会，把那些他们因为害怕侵扰家庭团结感而不能互相诉说的内容告诉治疗师。他认为，对他来说，让他成为家庭内部不可传递的交流信息的保管处不是有建设性的。因此，他为这些单独会谈确立了边界，清楚地说明他将为父母和个人的内容保密，尽管他需要在随后已经计划好的最后的探索性会谈或在可能进行的进一步会谈中，自由地提及可能由此产生的相关问题。他提供了单独会谈的时间，安排最后见父母，但没有规定其他参与者的顺序。紧接着，家人之间（严肃地）开起了关于俄罗斯轮盘的玩笑。R 先生说出了他们潜在的焦虑，即独自见他可能是危险的。

在此我只简单地介绍这些单独会谈。父母坚决认为，马克不可能来参加超过每周一次的任何形式的治疗，不仅是因为会缺课，还因为接送的困难。在父亲最初的信件中可以明显看出，父亲对马克学业不佳的担忧以及对他更温柔的关心，这比在家庭会谈中更坦率可辨。他们还说，他们真的不想让马克因他们对他糟糕学习成绩的恼怒或因他们对未来计划的不确定而感到担忧。R 先生质疑，马克是否事实上并没有意识到这些。

梅还谈到父母不仅对马克，对她要求也很高，部分原因是他们自身的脆弱性，这让她有时觉得，虽然她已经离开了家，但还是不得不和伴侣一起回来帮助他们。这一点正是她不想在家人面前说的。R 先生非常好奇，父母的脆弱性问题是否也被体验为一种家庭内部的失败，以及是否可以公开地将二者联系起来。

马克问 R 先生是否知道有什么魔法能使他学习，这明显显示出他想学习，但他需要魔法才能实现这一目标，以及他自己没有魔法。马克在学校同学前兴奋地谈论着他自己，显然他非常依赖于他们的陪伴。马克无法回应 R 先生试图探究他在寄宿学校中除了学业失败以外的其他任何焦虑，也无法回应 R 先生试图探究他本身需要被看见的想法。马克感到开心的成就仅来自将木工和机械进行独创且巧妙地结合——正式考试大纲之外的活动；除此以外，R 先生还没有看到任何马克觉得他能主动投入或运用在其他活动上的能量感。在征得父母同意的情况下，R 先生和马克学校的宿舍管理老师进行了对话，他对马克专注度不稳定和成绩反复无常表达了困惑——但并非全都是糟糕的，并对父母的合作表示了赞赏。

这个家庭显然觉得他们自己是一个亲密的、充满感情的一家人，但其中也显现出绝望、脆弱、愤怒和未被涵容的焦虑。这个家庭的抱负很高。这对父母确实是作为一对夫妻在起作用，但脆弱性的存在和对顺从性的需要也表明，该家庭的功能是梅尔泽和哈里斯（Meltzer & Harris，1986，p.162）所说的“玩偶之家”。这样家庭中的父母，在他们自己早期的个人经历中可能“错过了对青少年群体的认同”，因此下一代青少年进入青少年期的性活跃就会遇到困难：无论在梅还是在马克身上，都没有显示出强烈的青少年动力。马克的缺乏成就似乎并没有引发青少年对家庭愿望的违抗。他在木工和机械方面所做的模型在他的青少年生活中确实是有意义的；但是，他的父母包括他本人都认为这不配获得任何正式的教育地位，这似乎并不被视为发展成就。

家人希望马克学业有成是可以理解的；他也这样认为，尽管他的兴趣可能偏离了家庭的期望。然而，对马克学习困难的反应所传递出来的忧虑，超过了所有人在对他学业成绩不佳上所感到的忧虑程度。通过 R 先生的反移情，这个家庭的一种更为广泛的失败感变得尤为明显。

失败是痛苦的。基本假设活动（basic assumption activity）可以作为暂时逃避痛苦的方式；基本假设团体的形成是“瞬间的、不可避免的和本能的”（Bion，1961，p.153）。家庭成员之间的互动，再加上 R 先生的反移情，支持了这样一种观点，即这个家庭想要消除困扰他们的绝望和对焦虑的怨恨；有时，他们会形成某种基本假设团体，在这个团体中活现了一种信念，即马克要获得立竿见影的成功，不仅是为了逃避马克自己在家庭当中的失败，而且也是为了挽回属于家庭的失败。

在最后一次探索会谈中，呈现出了一些自发的认识，即一些在个体会谈中所表达出来的焦虑是家庭内部所知道的，尤其是那些与脆弱感相关的焦虑。有人提到马克在学校的困难，但没有正式称之为“失败”。个人观点得到了更突出的表达。马克和父亲两个人都对自己的痛苦更加开放：马克有时候会喃喃地说“毫无希望”；父亲则表达了他深深的绝望，因为马克没有“追随他的脚步”成为一个学业成就很高的人。这种“失败”似乎有一种死亡般的特质，可能类似于一种与贵族家庭血统和头衔的丧失相关的感觉。梅尔泽和哈里斯（Meltzer & Harris，1986，p.171）认为，家庭中一个未解决的问题，以及一个“过去和未来远比当下更鲜活、更真实”的家庭成员的“魅力影响（charismatic impact）”，可能会导致一个家庭陷入某种部落式的基本假设模式，这似乎在此有着重要相关性。

母亲和梅的教导活动传达了一种强烈的、狂躁性的紧迫感，也许有时是特意为了避免公开表达源自父亲的愤怒和绝望。然而，马克似乎已经感受到了绝望。他所需要的成功不仅是要“擦掉”他自己学习上的失败，而且要成为家庭的“救星”，把整个家庭从因他学业失败而激起的“怨恨、毁灭和绝望”（Bion，1961，p.151）中解救出来。根据他学校的说法，马克的学习问题是不稳定的；有时他是能够学会的。不管他是否遇到过个人困难，这一探索表明，当他失去希望，充满绝望以及焦虑未被涵容时，他就无法全身心地投入。

与家庭成员单独的、简短的会谈，使家庭工作的结果能够从家庭个体成员和父母配偶的视角得到简要探讨。在这些访谈中，R 先生觉得自己在与处于困难中并感到困惑和苦恼的人打交道，而不是被卷入了一个“黏滞”和“卡住”的群体情境中。这些会谈，加上家庭工作，支持了这样一种观点，即家庭成员被困在了一种旨在保护他们免受痛苦的内在动力之中，但这对他们所渴望的个人发展既无效又有害。

家庭探索使其内部无助和绝望的本质能够被开放地体验到，并开始能够被涵容和得以进一步思考。在探索的最后阶段，这个家庭能够更多地觉察到R先生所提供的涵容；也有迹象表明，家庭中“工作团体”（Bion，1961）的潜力也有所增加，这种潜力可能会使困难得到阐述、思考，甚至可能带来修正。进一步的家庭工作——也许是有时限性的[①]——似乎对这个带有某些特定家庭动力的家庭是适当的。

他们接受了为他们提供的延长至两个学期的持续家庭治疗。彼时，大家可以理解了这关乎所有家庭成员的焦虑，而不仅仅是马克的学习困难。因此，诸如“家庭之死”之类的议题能够获得进一步的探讨。诊所为他们提供了一次回顾的空间，如果合适，可以重新考虑为马克进行个体治疗。

随着他们对家庭中个人焦虑和个人“失败”的遗憾有了更深的认识，家庭治疗中开始发生了一定程度的变化。这个家庭不再那么需要用马克的成功来消除家庭的失败感了。他们正在考虑，如果需要，让马克转到一所全日制预科学校[②]（sixth form college），这样既可以减轻压力，也使马克日后想要参与个体心理治疗变得可行。在一次会谈中，大家感到困惑：为什么马克在学校交换计划中德语学得这么好？他曾一个人坐飞机去旅行，说到他的成功时，他开了一个内容严肃的玩笑，他用他旅行乘坐的航空公司的术语来描述他在旅途中的状态：他是一个“无人陪伴的未成年人（unaccompanied minor）”。那时他较少被来自家庭的压力傍身，不必通过他的学习来实现预定的家庭抱负。

① 指的是限定次数或时间。——译者注

② 在英国教育体制中，全日制预科学校是指为12年级和13年级的学生提供的教育，以便他们能够获得所需的资格，把他们带到职业生涯的下一个阶段。——译者注

家庭、机构和治疗师

家庭成员很可能满怀希望地来到某机构寻求帮助，或者充满疑虑，或者两者兼而有之。里弗斯一家到访的诊所位于一座小型的家庭式建筑内，他们从其他家长那里听说这家机构很不错。他们预期这样的交流是有帮助的，并且把治疗师体验为一个好的容器。当然，治疗师总是需要通过会谈中此时此地的细致工作，来思考他们是如何被不同的家庭成员感知的。在那些家庭动机基本上是积极的，机构被视为有益的家庭探索中，如里弗斯家庭那样，对与治疗师不断发展的关系可能就只需要做出非常少的评论。不过，他们对工作结束的反应可能需要特别注意。

至少在最初，家庭可能会依据他们对到访机构的真实或想象的信念来感知治疗师。在这种情况下，恐惧、怀疑或理想化可能会影响家庭的首次接触，这一点可能需要在会谈的早期进行探讨。因此，家庭对该机构的看法以一种前置移情的形式呈现出来，它出现在与治疗师真实对话而产生的更为个人化的移情反应之前。有时，一个或多个家庭成员对与治疗师真实接触本身有就很大的阻抗，如梅多斯家族，这可能需要迫切关注。

例如在与梅多斯和弗劳尔斯家庭的探索中发生的那样，对治疗师的负性反应，无论是针对个人、群体或机构层面，都需要迅速和开放地识别出来，以避免由于未经知晓和未能涵容的敌意而中断工作。反移情的重要性在与梅多斯家庭的工作中是显而易见的，在与弗劳尔斯家庭的工作中尤其显著。

与梅多斯一家一起工作的两位治疗师意识到，他们既被体验为带来扰动的人，也被体验为一对令人惊叹的配对组合。女性治疗师的反移情短暂地受到了母亲缺乏积极参与的影响；男性治疗师能够了解到同事对母亲心智状态的反应，并帮助她加入进来，同他一起思考学习在这个家庭中的位置。在这里，被当作男性和女性治疗师来使用以及治疗师们自己对此的反应，可以在会谈中被积极地关联起来。家庭可能有所区别地使用不同的治疗师，然而当这种情况发生时治疗师可能无法察觉到，更不用说去澄清这一点了。这意味着，一起工作的治疗师需要在两次会谈之间会面，以思考这个家庭以及家庭成员投射给，或者可能是投射“进”他们俩或他们中一位的内容。有关单独治疗（一位治疗师）和协同治疗的问题，博克斯等人（Box et al.，1981，1994）和科普利（Copley，1993）曾经进行过讨论。

R先生与弗劳尔斯一家工作时的反移情体验常常令他既费解又痛苦。在一节会谈开始时，他可能会因为没有成为这个亲密家庭的一员而感到痛苦，并且会因为无法如他们期待的那样立即产生效果而感到失败。他很少感觉到自己被视为一个涵容痛苦的良好容器；而是他需要辨别出，有时甚至需要向这家个家庭承认，自己可能会被感知为不同意见的煽动者、焦虑的激发者以及破坏者，而不是家庭团结的恢复者。但这些经验的独特品质当然帮助他理解了家庭内部情感的本质。

家庭探索可能会引发某种程度的改变，微小的或是巨大的。这有时可能源于获得了某些特定的理解，但也可能是伴随着一般的涵容过程而出现。被涵容的体验也可能恢复家庭自身的涵容功能，就像在里弗斯家庭中发生的那样。我们也看到了探索工作如何使一些成员更密切地接触到了他们自己的感受，并通过看清楚投射性、控制性和群体性的过程，以及对自己或他人不切实际的期望而获得一些缓解。

家庭探索可能足以满足一个家庭的需要；或者有时候这就是一个家庭允许他们自己接受的所有帮助了。在探索中共同理解的内容，可能不仅表明了个体治疗的必要性，而且也可能使成员下决心参与个体治疗。探索工作也可以使家庭成员进入家庭治疗，因为他们理解了自己正在做的是什么，以及为什么要这样做。

（古淑青 译）

参考文献

Bion, W.R. (1961). *Experiences in Groups*. Tavistock Publications.

—(1962a). *Learning from Experience*. Heinemann.

—(1962b). 'A theory of thinking'. *International Journal of Psycho-Analysis*, 43: 306-10. Also in Bion (1967), pp. 110-119.

—(1967). *Second Thoughts*. New York: Aronson.

Box, S., Copley, B., Magagna, J., & Moustaki, E. (Eds.). (1981). *Psychotherapy with Families: An Analytic Approach,* Routledge. Revised and updated edition: *Crisis at Adolescence: Object Relations Therapy with the Family*. New York: Aronson,1994.

Copley, B. (1981). 'Introducing families to family work'. In Box et al. (1981), pp.35-47, and (1994), pp. 51-65.

—(1983). 'Work with a family as a single therapist with special reference to transference manifestations'. *Journal of Child Psychotherapy*, 9(2): 103-18.

—(1987). 'Explorations with families'. *Journal of Child Psychotherapy*, 13(1): 93-108.

—(1993). *The World of Adolescence: Literature, Society and Psychoanalytic Psychotherapy*. Free Association Books.

Heimann, P. (1950). 'On counter-transference'. *International Journal of Psycho-Analysis*, 31: 81-4.

Klein, M. (1946). 'Notes on some schizoid mechanisms'. In Klein et al. (1952), pp.292-317.

Klein, M., Heimann, P., Isaacs, S., & Riviere, J. (1952). *Developments in Psycho-Analysis*. Tavistock.

Meltzer, D. & Harris, M. (1986). 'Family Patterns and Cultural Educability'. In D. Meltzer (1986), pp. 154-74.

Meltzer, D. (1986). *Studies in Extended Metapsychology*. Perthshire: Clunie Press.

Minuchin, S., Rosman, B.L., & Baker, L. (1978). *Psychosomatic Families: Anorexia Nervosa in Context*. Cambridge, MA: Harvard University Press.

Moustaki, E. (1981). Glossary. In Box et al. (1981), pp. 160-72, and (1994) pp.247-62.

Waddell, M. (1981). 'The family and its dynamics'. In Box et al. (1981), pp.9-24, and (1994), pp. 31-47.

第八章

评估青少年

——寻找空间去思考[1]

玛戈·沃德尔（Margot Waddell）

探讨青少年的困难，借以开展心理治疗的可能性，这涉及试图让一个陷入困境并往往深感困惑的个体开始去思考，而且是以一种非常特定的、他们可能不熟悉的方式进行思考。开始思考本身可能是一个让人害怕的历程，它需要我们学习认识自己。“……他们都讨厌学习”，精神分析师比昂在最后的《未来回忆录》（*The Memoir of the Future*；Bion，1979，p.8）中写道，“这让他们发展——隆起（swell up）”，怀孕，是指一个新想法，心智中的一个新生 / 新想法（new birth/thought）。

通常在青少年期，关于不同类型的学习和思考的议题以及它们对发展的影响，开始变得明确。因青春期而引发的情绪扰动及其所导致的复杂后续影响，让青少年深感忧虑，并时常发现自己出乎意料地深陷其中。许多人尽可能地寻求回避那些内在被唤起的冲突和焦虑。其中有些人似乎完全停止了独立思考，将自己沉浸在群体生活的共有心态之中，和 / 或那些完全盲目的活动中——例如毒品、酒精或物质滥用。而在另一个极端，有些人会试图将理智本身作为防御，借此避免面对和思考那些纷扰且矛盾的感受——作为避免亲密和回避投入“缺乏经验的焦躁不安（agitation of inexperience）”的一种方式（Copley，1993，p.57）。

当青少年到了前来寻求帮助的地步时，我们经常会看到他们原本用来缓解内心动荡的防御体系出了问题。迄今为止，这些策略都或多或少发挥过作用，为他们人格中更令人困扰的部分提供了暂时的伪装或缓解。但是那些额外的压力，例如考试、虐待、疾病或丧亲之痛，可能都会考验家庭、团体或学校生活日益摇摇欲坠的抱持性结构，也可能会引发危机：自杀企图，惊恐发作，自伤，或是在饮食、学习或人际关系上出现失调。就像我在其他场合谈到的那样，由于青少年期压力与自由交织，当家庭的涵容（以及抑止）功能减弱，内在资源的品质和连贯一致性经受考验时，那些曾经熟悉的防御策略将面临严重挑战（Waddell，1998 a，Chs 8 & 9；1998 b）。

在塔维斯托克诊所的青少年部门，在进行过初谈后，如果认为这些被转介来的青少年有可能从该部门提供的服务中受益，就会进入评估阶段。评估的会谈通常为四次，为陷入困境的年轻人提供一个机会，去参与思考的过程；去探索其寻求帮助的动机水平；探索开始面对隐私或隐藏事件给其带来的影响；探索其忍受被检视，承受可能的探索，以及冒险做出改变的能力。这可以被描述为一个过程——不同于那些收集个案病史一类的流程和重点，而是聚焦于考虑到事实的“共同思考”。但引入这种不同寻常的工作方式可能会带来进一步的困扰，或者也可能是缓解。比昂的格言式评论曾说过：如果痛苦能够被思考，就会变得更加容易承受。对于这个年龄段的群体而言，这一观点并不能完全令人信服。但是，这个讨论的“过程”可以提供一个空间，让患者审视那些让他们想要寻求帮助的焦虑和矛盾情绪，也有助于确定他们对改变的恐惧是否大于对缓解和情绪自由的渴望。

以下是两个很有对比性的评估，分别是针对19岁的莎拉和16岁的安妮这两位年轻女性，这两份评估可能会为我们所讨论的“过程”提供一些具体的解释。这两个女孩已经成为周围人担心的对象，她们对自身也很忧虑。下面是对莎拉评估的详细描述和对安妮情况的大致描述。这两位年轻女性都很聪明、迷人，但同时深受困扰。

莎拉的困难出现在她初入大学的那段时间，而且变得日益严重。第一学年快结束时，她写信给青少年部门的人说：

> “在过去几个月里，我感到越来越沮丧，我一直饱受低自尊、无助感和注意力不集中的折磨。我时常哭泣，经常烦躁到

坐立不安……我感到绝望，我的学业令人感到煎熬。如果你们能够提供帮助，我会非常感激。”

莎拉的辅导老师建议她联系塔维斯托克诊所，随后辅导老师给诊所打了个电话。我们被告知，莎拉是个聪明的学生，即将迎来学年的期末考试。但是她现在的情况非常糟糕，辅导老师担心她可能无法顺利参加考试，并询问我们能否将此视为紧急状况来为她安排会谈？

本部门虽然不提供紧急服务，但还是尽可能迅速地对此类请求做出回应。评估过程本身就为学生提供了一种急需的“抱持”形式，因为他们的焦虑和恐惧非常紧迫，等待回应对他们来说是困难的。这仅仅是一场考试危机吗？还是在任何年龄都常见的、因考试等外在压力而暴露出来的一种其他类型的且尚未解决的冲突？

我在接下来的一周见到了莎拉。

莎拉高挑、时尚、优雅，看上去很成熟。她在治疗室坐下后，羞涩地笑着：“我不知道发生了什么。当我一个人的时候，就会陷入这种可怕的状态。我不知道自己是谁。我无法思考。有时我真想死了。”我确认她对我说的这些事情的重要性，但我觉得我应该让她知道我们现在进行的评估过程的基本设置。于是我向她解释说，我们将要进行最多四次会面，一周一次，来尝试了解她那些令人担忧的经历，并思考怎样才能更好地帮助她。也许她愿意多告诉我一些关于她自己的情况。几乎没有什么停顿，莎拉便开始清晰、生动地讲述她的生活状况。两年前，她的父亲突然毫无预兆地离开了，这对莎拉、她母亲以及她弟弟造成了极具破坏性的影响。莎拉说她的母亲一直无法接受被遗弃的事实，并详细地描述了母亲的愤怒和绝望，以及自己如何试图平息这一切，担负起家庭责任，充当支持并照顾全家的角色。正如我对她说的那样，她所发挥的作用，仿佛她觉得自己对整个家庭的情感幸福负有全部责任。莎拉不像她描述的弟弟那样对自己的情感非常直率（“他不会做或说任何他不想要的事”），莎拉觉得自己完全无法向他人显露自己有状况。与之相反，她似乎对一切都泰然处之。

莎拉体贴、通情达理、认真努力、受人欢迎和善良的形象跃然浮现。她爱她的母亲，不希望因为自己的问题让母亲担心。她与父亲定期保持联系，但不会向他倾诉自己的感受。她热情洋溢地谈论着自己的朋友，尤其是对男友大卫赞赏有加。据她说，大卫是个可爱聪明的人，拥有一个美好、温暖和充满支持的家庭。

这些描述花了很长时间。我觉得自己面临着一层无法逾越的屏障，由友善、宽容、慷慨和人之常情构建而成。她没有自我理想化，只是一个麻烦缠身、充满爱心、极其可爱的年轻女性，伴随着孤独的惊恐发作、恐惧、焦虑和死亡的冲动。我们对她这些难以相互关联的经历进行了讨论和对比。莎拉对自己的感觉似乎根植于她外在的“好女孩”形象，以至于我很担心她如何才能与内心深处的自己相连结。对她来说，这样做似乎风险很大，因为她人格和智力上的成功在很大程度上依赖于她将这些东西隔离在一隅。

我指出，实际上莎拉已经对她生活中所有的紧张、压力、震惊和悲伤进行了充分的思考。这样看来，让她处于害怕状态的根源一定是在她自己既不知道，也不是日常生活中意识层面能触碰到的地方。我发现自己对她的梦很好奇。她回答说，她经常做些很生动的梦，但大部分都记不太清楚了。“哦，等一下，”她说，“昨天晚上我做了个很奇怪的梦。我能给你讲讲吗？我在一个仓库里，那里有很多工人正在吃饭。我手里拿着一杯普通的茶，这本来没什么。但后来不知道什么原因，我发现自己拿的是一个大碗，里面装的是冷掉的茶。这令人不舒服，全是些水晶状的欧式糖块——非常甜；不是我平时喝的那种。一个朋友来了并且坐下来。我听见自己说：‘我恨我的父亲。’邻桌的一个学生喊道：‘你不应该这样说你的父亲’。”莎拉困惑地看着我。“这很奇怪，因为我并不恨我的父亲。”她说。

我们简短地审视了在这个梦里关于她自己以及她与父母的关系，似乎存在着两种截然不同的版本，既有内在的也有外在的。一个是普通的、像杯好茶的莎拉，这是她所熟悉的。但还有一个不那么寻常、不那么令人愉悦的“莎拉”，那碗/容器装着人造甜味剂的冷茶，或许与她的母亲（来自欧洲大陆）有某种关联。有一个讨厌父亲的莎拉，同时还有一个时刻审查自己任何敌意或愤怒情绪的莎拉。

这其实是她在接受首次评估会谈前夜做的一个重要的梦。不管这些细节的确切含义是什么，它确实警醒了莎拉，那些对她的意识性自体（conscious-self）来说是“陌生的”情感的存在和本质。“这很有趣，”她站起来准备走时说道，“我从来没有这样想过。”

在随后的会谈中，莎拉的梦不可思议地表达了她的焦虑和困境。它们似乎为评估过程本身提供了一种连续的注释，在意识和潜意识层面都有所体现。就梦境材料的数量而言，这几节会谈并不是这种类型的评估会谈的典型情况。但是，它们确实是一个过程的缩影，使我们有可能了解，是以什么为基础构成了青少年当下的问题；他们具备何种能力进入心理治疗性工作，以及适合怎样的治疗强度（也就是每周治疗的次数）。

例如，无论对其内容如何理解，莎拉的梦境在多大程度上代表了一种早期建立起来的针对治疗设置和我的移情关系？这些梦本身是不是其他版本的“好女孩”莎拉？呈现给母亲 / 治疗师的这些版本的莎拉，是不是一杯治疗的理想之好茶（therapy-dream-cup-of-tea）？或是这些梦表达了莎拉想要深入了解其内心世界的强烈渴望？

> 一个星期后，莎拉来赴约第二次会谈，说她最近感觉好多了。考试也“还行”，尽管在阅读乔叟[①]（Chaucer）的时候，她在某个时间点停止了思考。她现在担心自己可能只是在某个层面上感觉好了些。“除非我明白内心深处发生了什么，否则有些东西可能会在以后的某一天再次迸发出来。”她羞涩地笑着说，自己想起了更多的梦：“它们看起来完全是疯狂的，可能没有任何意义。”我留意到莎拉这种令人存疑的合作性——她把她以为别人想要的东西以某种方式给予我，也给予世界上的其他人——但另一方面，这些梦境的出现，似乎也代表了莎拉在努力尝试审视自己身上那些她觉得无法独自理解的部分。

我觉得莎拉的态度是信任而不是讨好。显然，自从上次会谈以来，她在自己的情绪上做了很多功课，就像她在考试上做了很多智力性的功课。她表现出一种令人肃然起敬的勇气。尽管如此，由于我后续无法继续见她，这点我在第一次会谈时就告诉她了，我担心莎拉自我揭露的程度会超过她可以应对的范围（这种担心并非不切实际，第三次会谈就证明了这一点）。

> 在第二次会谈中，莎拉带来了两个细节丰富的梦。第一个梦中，如她所说：不知何故，她同时身处内部和外部。她觉

① 杰弗雷·乔叟，英国小说家、诗人，著作有《坎特伯雷故事集》等，被后人誉为“英国诗歌之父”。——译者注

得自己置身于一家温暖明亮的餐厅，这个餐厅属于超市的一部分，超市货架上摆满了商品，她在和一个朋友交谈。同时，她又在外面—— 一个黑暗寒冷的欧洲大陆广场上，一群陌生的学生正躲在易碎的泡沫板后面。那里没有任何挡风遮雨的防护措施。一位老妇人用这些板子将广场中央的雕像围了起来，并在其中一块板的顶部放着一只塑料猫，那是一个儿童玩具。这位老妇人很古怪地将它放在整体构造的边缘位置。

莎拉接着描述了另一个梦。她笑着说："这个梦真的很奇怪。"她和两个朋友在海滩上，旁边有个游泳池。他们一起玩一种问答游戏，把莎士比亚戏剧中的一段台词进行调换；而她，莎拉，需要猜出是哪部戏剧、哪个角色和哪句台词。她已记不清梦中的原话，但知道那是《奥赛罗》（*Othello*）里伊阿古（Iago）的一段话。在此期间，莎拉注意到有一个矮个子男人，有点像精灵，邪恶，不停地跳来跳去，而且说个不停，不知不觉就挡住了路，态度还有些凶狠。然而，似乎只有莎拉在为此烦恼。然后她在一间劳拉–阿什利[①]（Laura-Ashley）式的卧室里，那两个朋友正坐在其中的一张床上。如果说有什么特别的，那就是房间的装饰太有品位了——相当时尚，但是没有什么特色。窗台上放着一个大而可爱的花盆——水仙花和郁金香——莎拉正试图把一些巨大的彩色儿童铅笔插在里面，仿佛它们也是花。

我们很难知道该在什么层面上处理这么大量的材料，以及要处理多少细节。在某种程度上，这个梦似乎表明，莎拉很快就接受了可以同时生活在外部和内部两个世界的这种想法，而且每一个世界都可能有自己

① 一种英式乡村风格的家具、家饰品牌。——译者注

不同的文化和特点。其中一个世界是储备完善的，有朋友、有照顾、有关心、有智慧、有食物等一切物资。另一个则比较残酷，对破坏性的情感冲击只有脆弱的防御，这些防御措施只能提供一种保护的假象，要么是保护与她不同的、不熟悉的部分（陌生的学生），要么是保护广场上那尊奇怪的雕像。在这个环境中，唯一被提及的女性在将儿童玩具放置在不足以提供保护的屏障上——仿佛一个成年人身上那个奇特的或者古怪的儿童部分，其与缺乏真正的蔽护及暴露在恶劣天气环境里的极端感受相关。

我强烈地感觉到，对于莎拉来说，进入她心智中这个荒凉而陌生的地方是非常危险的，与餐馆和超市的部分形成了鲜明的对比，在那里各种各样的“物品（goods）”都可以很容易地获得和消费。而另一个区域似乎没有经历过任何来自父母，尤其是母性意象的保护。这或许是一种充满矛盾的移情开始时迟疑和害怕的那一面？目力所及中唯一的女性在雕像周围筑起了一道脆弱的屏障，似乎想要保护一座纪念碑（婚姻？丈夫？）。而这些幼稚的保护物可能与欧式糖块（她母亲为成人咖啡而准备的）有关，显然莎拉小时候就像吃糖果一样吃过这些糖。这种儿童 / 成人的困惑可能与莎拉自身的贡献有关。在第二个梦里，她试图把孩子般的东西——彩色铅笔——插进花盆中，仿佛它们属于那里。她似乎在试图维护那间装饰得很有吸引力的房间——她的心智之屋，而不必去承认功能失调的、冲突的、未消化的孩子部分；而是想把好的与坏的部分混在一起，这样整体看起来就像是“一盆玫瑰”。梦境本身已经让人怀疑这部分是否真如莎拉所描述的那样漂亮。它仅有一种甜美娇媚的漂亮，却没有真正美丽的深度。

将移情和她对外在父母的真实感受放在背景之中，集中讨论梦中伊阿古的部分，这可能揭示出莎拉在心理治疗过程中的参与度。人们也许可以想到，她能够识别出伊阿古的台词，这表明她开始有能力分辨出自身的某些嫉毁的和破坏性的冲动——那些之前被隐藏了或投射出去的冲动。现在这些冲动作为莎拉人格中不受欢迎的部分呈现出来，播下恐慌和混乱的种子——也许与那个邪恶的、像精灵的男人有关，他上蹿下跳，持续侵扰她有序的、友好的、海滩/游泳池边的自己——困扰的只有莎拉而不是她的朋友（“他们似乎没有注意到”）。

在探讨这些截然不同且令人好奇的元素时，莎拉以出人意料的方式做出了回应：“你这么一说真奇怪，因为这周我第一次对我的男朋友感到非常生气。”她咧嘴一笑，“我并没有真的表现出来，那只是一种体验……我一直认为大卫是如此的优秀，我永远都挑不出他的错，那让我对自己是否足够好感到紧张。也许是我太黏人和依赖了，愤怒的感觉让我真的很高兴。这太奇怪了。”莎拉继续说道：“我以前和每个人都相处得很好，从来不挑剔，但是这周我坐在考场里，没有认真思考，只是盯着窗外，我觉得‘我真想扇他们每个人一巴掌’。”莎拉听起来很生气，但实际上她在微笑。

我将这些愤怒的冲动和莎拉的第一个梦进行了关联，在那个梦里，她听到自己的一部分说恨她的父亲，而另一部分迅速审查了这种想法。似乎也能跟第二个梦相关联，那位女性试图用显然不适当的、幼稚的材料来保护一座雕像。这里面有更多的愤怒和怨恨，实际是嫉妒，这部分一直潜伏在周围，而不是莎拉心智中那些更容易接纳的、富有吸引力的、宽容和美好的部分。“嗯，”她犹豫地说道，“我可能是因为母亲没能从这件事中走出来而生她的气……但她是个很好的母亲……”她急忙补充道：“我们相处得非常融洽。”她停顿了一下，语气又变了，“但是当她难过或生气的时候……那真是（暗示了她自己的矛盾情绪）……我父亲还好（语气再次发生变化），但他确实离开了，把所有的烂摊子留给了我们……（长时间的停顿）……但是伊阿古，不，我不可能是伊阿古。”我以一个评论结束了这次会谈，即莎拉非常难于去思考这样一个事实，那就是，那些她深深摒弃的感觉实际上是她自己的一部分，而这些部分现在似乎正不断地以它们自己的方式逼近她的意识层面。

第三次会谈的开始，莎拉花了很大篇幅来讲述她男友大卫的情绪扰动，大卫突然发现自己陷入了和他父亲之间充满焦虑的关系中。这种关系以前曾被提及过，但是使用了更理想化的措辞，但现在它表现为饱受折磨和深切的渴望。她，莎拉，感觉好多了；但是他，大卫，却处于一种糟糕的状态。莎拉说，这是他们交往以来第一次见到大卫哭泣。而能够帮助到他，让莎拉也不再那么自怨自艾，那些回应让她感觉自己更强大了。但同时她也认为自己真的很自私，一直在喋喋不休地谈论自己的问题；而其实私下里，大卫本人也非常不开心。她现在感觉好多了，“也许我不需要再来这里了。”我指出她今天是带了大卫来会谈，而非她自己。她点头表示认可，并重申了她的看法，觉得自己太自私了。当别人处于如此糟糕的境遇时，她怎么能只想着自己的问题？我很想知道，是否她自己“有问题”的那一面太可怕了，以至于无法去思考，所以对她来说，去考虑别人的而非自己的问题会更容易些。莎拉若有所思地说：“嗯，我确实做过这样的梦。我和几个人待在一个非常昏暗的公寓里，大卫和他的父亲当然也在。一个插头起火了，我非常担心会发生火灾——但是其他人似乎都不担心。我看了看外面，确实有些小火苗，但它们看上去似乎是可控的。我恐惧的是火灾会发生在公寓里，大卫一直在安慰我。”

在第三次会谈中，似乎有证据表明莎拉正在从“伊阿古自体（Iagoself）”中撤退，转而去关心并照顾大卫。梦境清楚地解释了为什么会这样：她婴儿化的分裂防御机制崩解了（大卫是完美的，莎拉是糟糕的；以及相关的对称轴：强 / 弱，聪明 / 平庸，安全、友爱的家庭 / 破裂、没有功能的家庭）。破坏她好女孩形象的、威胁性的、可怕的大火——那些灾难性的爆炸，与其说害怕来自外部，不如说是来自内部。当我提到她很难不去做一个好女孩时，莎拉哭得很伤心，然后是长时间的沉默。“我只是谈论了一些我以前从未向任何人提起过的自己的部分——那些很难去思考的部分。”

这次评估的过程就是尝试确定两件事，一是确定莎拉的困难涉及哪些方面；二是评估当她意识到这些困难的根源时，是否能够承受得住。事实证明，这个代价对她来说还是有点过高。莎拉害怕发生火灾。她现在的防御机制就像那些易碎的泡沫板，缺乏强度或重量，很容易就会被风刮得到处都是。莎拉在狭义上的杰出“思考”能力，无疑为她面对混乱而多变的家庭生活铸建了一座重要的堡垒。但是，这些防御也给她营造了一种虚假的安全感，把她与自己人格中的一些部分隔绝开来，而这些部分现在已经开始显现出来。就像莎拉觉得伊阿古是个声名狼藉的人，她不愿意承认任何与他有关的特质也可能是她自己的一部分。

当莎拉从不同角度思考时，思考能力有可能会迅速发展；但也要承担风险，即她人格中破坏性的部分可能会摧毁心灵的平静。一个延长的评估给她提供了一个机会来审视这两者之间的关系。我们还有第四次会谈，以商定是否进入可能的治疗阶段。无论决定是怎样的，我感觉目前工作中的一个重要部分已经完成。关于今后的治疗，现阶段可能莎拉不会再深入下去，因为火灾的威胁对她来说确实是巨大的。但这一段冒险“思考”的短暂经历，可能会让莎拉在变得更坚强或者在处于更绝望的时刻，回来继续治疗。

用几周的时间进行评估，让我们有机会去探测将年轻人带来诊所的动机的强度；去发现这种动机是否源于其自身；去看看在分离期间是否有可能保持连贯的思路和情感的联结；去看看能否与治疗师培养出一段有思考力的，而不仅仅是“倾倒（dumping）”式的关系？在这个早期阶段，如何判断可能的得失是什么呢？还有一个关键性问题是需要确定的，这点在莎拉的案例中只是稍微地被触碰到，即这个痛苦到底是属于谁的？是青少年还是父母？是男朋友还是兄弟姐妹？还是它存在于上述所有这些复杂的纠缠之中？我们简单来看一下第二个评估案例，可能会对最后这个问题有所启发，即如何探索问题的起源和所在。安妮刚刚参加了普通中等教育考试。

> 安妮来参加第一次会谈时，喋喋不休。她很瘦，大长腿，很迷人，戴着一副猫头鹰似的眼镜。她的声音充斥着整个走廊：“嗨！好大的地方啊，我原以为会很小呢。”当我们进入治疗室后，她突然显得有些害羞，“好吧，现在我来了，我不知道该说什么。”接下来的五十分钟里，安妮几乎没有停下来喘口气。这是她故事的要点：最初转介她的全科医生对她所抱怨的诸多身体不适已经做出了详尽的探讨。她曾担心她的胃痛是因为阑尾炎，或者也许她有肌痛性脑脊髓炎[①]（Myalgic Encephalomyelitis，ME），或者她其实只是有严重的消化不良。她无法进食，很多时候她都觉得病得很厉害。她觉得和S医生交谈时会感觉好一些。但每次她感觉好些时，一些其他的担忧又会出现。也许根本不是生理的原因。也许只是因为压力？当被问及她有什么压力时，安妮说道：“困难在于我对任何事都感到内疚……但实际上我并不感到非常内疚，因为没有什么真正值得内疚的事情。也就是说，我对任何人都不担心。我的表现相当不错，但不知道为什么，我总是对自己所做的事情感觉

① 又称慢性疲劳综合征（Chronic Fatigue Syndrome，CFS）。——译者注

> 糟糕和被苛责，这让我无法应对。”她接下来说的几件小事确实表明，她对相对较小的过错表现出夸大的内疚感。安妮描述自己有时会陷入“近乎疯狂的焦虑”，她的父母似乎无法理解这种状态。“他们只是批评我脾气太暴躁，难以相处。”

在评估过程中发现，安妮的童年极其不快乐，她的父亲酗酒，而父母极力隐瞒这个问题，甚至对孩子们也是如此，他们以为孩子们根本没有注意到。她讲述了许多痛苦的事件，这种痛苦的情绪在谈到父亲自杀未遂时达到高峰。一个容易让她感到内疚的来源似乎是她生活在双重谎言中［与这种“不知（not-knowing）”共谋］，无论是在她的家庭中还是在朋友之间。但就是在家族史第一次被倾吐的过程中，另一幅截然不同且更为复杂的图景开始浮现。这些故事显示出，似乎在某些时候她感到自己背叛了父亲，因为当安妮被父亲的醉酒行为弄得心烦意乱时，她无法假装这些事情都没有发生。她的父亲似乎很依赖他的女儿，而不是他的妻子，这让安妮成为心照不宣的支持和理解的来源。与此同时，据说她的母亲也对弟弟汤姆表现得重视和偏爱。安妮嫉毁地描述了他是多么的机智、聪明、英俊和成功；反之自己则是多么的“粗笨、丑陋和糟糕”。安妮因母亲对她有所保留的和批评的态度深感痛苦。

令人费解的是，尽管父亲有着伤害性和毁灭性的行为，安妮依旧表达了对父亲强烈的依恋。她回忆起父母婚姻中许多争吵的可怕场景，父亲会拿安妮的情感和行为问题作为攻击妻子的武器。安妮对于卷入这些错综复杂的家庭同盟和认同而感到很内疚。她有意识地为自己的不良行为感到愧疚，似乎这些行为是导致父母婚姻不和睦的原因。但她也开始触及另一种她较少觉察到的负罪感的来源：也许她为自己对父亲的强烈依恋感到内疚，这种依恋是以母亲的损失为代价的。事实上，她对母亲的态度也许比她愿意意识到的更为保留和具有批判性。第一次会谈即将结束。“我从来没有这么想过，我简直不敢相信，”她说，“我才刚来，我还以为没什么好说的。唉唷，我真的要开始思考了。”

在接下来的几次会谈中，这些最初的假设得到了证实。安妮莫名的强烈内疚感和她身体的问题，似乎越来越清晰地与整个家庭中尚未解决的困难以及安妮自身的俄狄浦斯冲突有关。如果全家人都能过来参加会谈，并坐下来一起思考，将会是很有帮助的。但是这个建议让安妮变得非常焦虑。事实上，她的父亲已经戒酒了，而安妮觉得正是由于她现在扮演了那个有问题的成员角色，从而维持了家庭的平衡。

安妮开始用新的方式思考问题，这使她既着迷又不安。和莎拉一样，她也担心会发生火灾。但对她来说，这种危险似乎是外在的——她的家庭可能会爆炸——而不是内在的。在这个节点上，相比于要对整个家庭结构的瓦解负责从而加重她的罪疚感，她自己的内疚感和胃痛看上去更好。在评估阶段结束时，安妮觉得每周一次的心理治疗是她前行的最佳选择。

到目前为止，我一直在描述两位年轻女性在评估过程的涵容性结构中进行“思考”的勇敢努力。然而，相比之下，尤其是在与青少年的工作中常见但让人不太高兴的结果是，评估在早期阶段就崩解了。对于探索困难感到情绪矛盾，甚至带有敌意，这可能会以各种行为和态度得到展现，就当前的参照框架而言，通常以“无思考（non-thinking）”或“伪思考（pseudo-thinking）”模式为特征。

与这个年龄群体工作的人应当都很熟悉，当思考触及情感状态时，在出现的阻抗背后是什么。各种各样的见诸行动对青少年来说是一种成瘾性的吸引——无论是毒品、酒精、物质滥用、滥交、食物、挨饿、赌博等——倒错的满足（perverse gratifications）的这种吸引力，往往比随之而来的痛苦更强烈，也比潜在的痛苦更强烈。但是，更普遍的是，他们通常对于打破家庭的平衡会有不同程度的焦虑（就像安妮的案例那样），以及对改变、分离、身份认同、亲密、差异，甚至是对精神错乱的焦虑。

正如我们所看到的，评估过程及其结果中不可或缺的部分，也是作为评估本身的一部分，是在多大程度上能够指出这些问题。尽管这类问题的形式通常与克服或缓解它们的手段背道而驰。除了面对某些事情时感觉很不对劲，以至于必须寻求专业帮助这一事实的固有困难之外，还有一些在实际评估开始之前就要被考虑进去的前置因子：父母对治疗的支持程度；准备的性质——青少年被引导而对治疗怀有何种期待；是否有隐藏的事项（例如，即将出庭，或面临被学校开除的威胁）；转介是否是基于他人的要求而不是青少年自己的决定；从最初联系到正式会谈之间需要等待多长时间，等等。与其抽象地阐述这些问题，不如用两个案例来简明扼要地解释前面提到的一些问题。在每个案例中，会谈都没有超过一次或两次。

乔纳森 17 岁，他的一位老师写信给青少年部门表达了她的担忧。她描述乔纳森变得越来越退缩、抑郁，甚至有些强迫。她还概述了一些家庭背景问题：乔纳森是独生子，四年前他的父亲突然从家里搬了出去，留下儿子负责照顾残疾的母亲和生病的祖母。

> 乔纳森第一次来会谈时，他的开场白是："过去的已经过去，我们是现在的我们。"他继续谈论着自己目前对东方哲学的兴趣："我应该完全掌控现在的生活，不应该由其他东西来决定它。当然不能让过去来掌控。"他停顿了一下，"你读过《禅与摩托车保养艺术》（*Zen and the Art of Motorcycle Maintenance*）吗？我的意思是，你明白我在说什么吗？"他的治疗师表示，乔纳森可能因为处在这种奇怪的设置中，因为无法掌控而感到焦虑。"和一个尊重我智力兴趣的人在一起对我来说很重要，"乔纳森回复道，"我觉得有必要超越对事物的一般理解。这个问题我已经思考了四年。"他的治疗师想到，那一定是在他父亲离开家的时候。她请他描述当时发生的事

情。乔纳森开口说话，口气没那么正式，但相当冷静："我想，当父母之间不再相爱时，这是常见的事情。他们总是吵架，我猜可能是外遇，或者担心钱——诸如此类的事情。"乔纳森的父亲就那样放任站不起来的母亲躺在地上，他"就这么走了"。乔纳森说他为父亲感到难过，"他确实毁了他自己的生活，但是住在家里对我来说还好。母亲现在能够照顾自己，所以没有太多需要我负责的。"在一段长时间的停顿后，"顺便说一下，不是我请求帮助的——是我的老师T女士。"第一次会谈结束。

第二次会谈也没有什么不同。乔纳森在候诊室读普鲁斯特①（Proust）的书。当他与治疗师走在走廊上的时候，他向治疗师询问了一些她可能熟悉的哲学作家。在会谈开始时，他说，自从发现他的治疗师是一位精神科医生后，他就一直担心她和自己思考问题的方式不同。他停顿了一下，补充道："或许（治疗师）甚至懂得更多。"当被提及如果让他放弃自己对事物的看法，他可能会害怕受到伤害和感到困惑时，乔纳森回答说："我明白你的意思，但是我不迷信。我能完全控制自己的情绪。我有能力保护自己。"他沉默了一会儿，声音有些颤抖地说："我有点担心的是，我所做的和所想的是否正确，因为如果你能够说服我我是错的，我会考虑更换我的路线。"然后，他带着疑问补充道："也许东方哲学比较肤浅？"

这是一个令人心酸和不安的时刻。乔纳森开始承认，他对自己心智功能运转的模式有些怀疑，但这种怀疑只是短暂的。他立即再次封闭了自己，并对每一个大胆尝试的诠释性评论，都找到一些以理智化为基础的理由来反驳或歪曲。"这很聪明，但不公平。""我觉得你把问题转移到我身上了。""我当

① 马塞尔·普鲁斯特，法国小说家，著作有《追忆似水年华》等。——译者注

然知道你在做什么和为什么这样做……”过了一会儿，治疗师指出他是如何在使用理智来保护自己免于感受到任何情绪的。停顿了一会儿，乔纳森不确定地说：“我们已经进行了大量的会谈，你可能比我更清楚。”那次会谈结束后，他没有再回诊所，也再没有过任何联系。

在这两次会谈中，乔纳森非常清晰地向他的治疗师展示了他是如何使用哲学和逻辑树立起屏障，并依靠他的理智来控制可能会产生的任何危险或不确定的感觉。在这种情况下，任何尝试与他变得亲密的接触对他来说都是太过令人恐慌的，于是他逃走了。他的智力构成的脆弱和他现实生活的痛苦都清晰可见，虽然这些对他自己来说转瞬即逝。这种焦虑立刻被归咎于他的母亲或老师。“在进行了大量的会谈之后……”需求仍在那里。但是对于即将到来之灾难的恐惧，如果他的防御被拆除而真正的触碰被允许发生，这对于他来说太难以承受了。

第二个案例是 19 岁的伊丽莎白，她来到诊所是因为她在两年内第二次严重服药过量，所以她的全科医生发来一封“非常紧急”的信。几天后，她的母亲寄来了一封手写的信，重申了全科医生的观点，并表达了对女儿安全的担忧。除了这些最基本的事实外，全科医生和母亲都没有提供更多的信息。

伊丽莎白是由母亲带着来赴约的，在候诊室的时候，母亲看起来非常焦虑，这和女儿无动于衷的神情形成了鲜明的对比。事实上，比起冷酷而优雅的女儿，仿佛这位穿着过于年轻化的母亲是更想进入治疗室的那个人。

当伊丽莎白第一次走进治疗室时，她说：“我今天来只是因为她（指了指候诊室）答应我，如果我来了就给我买一辆车，是她预约的。”这是一个令人震惊的开场白，治疗师希望自己没有背离对一个19岁青少年工作的常规做法，在安排评估之前，不考虑转介的原因，先确认来访者的意愿和动机。然而，由于这个案例情况的紧迫性，我们会假设提供干预是必要的也是适宜的。但是伊丽莎白否认她遇到了任何困难，很快就使这个假设变得不成立了。治疗师决定问问她服药过量的事情，据说这是因为伊丽莎白和她的母亲发生了一场争吵，伊丽莎白证实了这一点，并补充说她们之间总是争吵。母亲一直在担心她，担心她的朋友，担心她酗酒、吸毒、抽烟、作息时间等。她自己认为根本没有必要担心。当被问及这些习惯时，她回答说，她通常一天抽几支大麻烟（她认为大概是15支左右），以及，大概40支香烟。“我喝酒有点多——大概半瓶到一瓶伏特加……作息时间……嗯，我下午4点左右起床，之后就出门了，然后在第二天早上差不多现在这个时间再回来。”她对于这样描述自己的情形微微一笑，然后带着点恶意地补充道：“我真不知道她为什么这么烦恼。”然后，她又恢复了那种有些易怒和挑衅的语气，描述了她母亲反对的那些事情——她自己认为没有哪件事情“太严重了”。她说，她经常通过伪造母亲的签名来获取物品，经常使用母亲和继父的信用卡，或者在需要“一点儿现金”的时候偷翻继父的口袋，偶尔会去商店里偷点东西。她说，她想成为一名模特，嫁给一个有钱的男朋友，像母亲花查理（她的继父）的钱那样花光他所有的钱。她笑了。

她的叙述带着一种难以琢磨的、些许愉悦的、平静的感觉。伊丽莎白的背景信息慢慢浮现出来。她对亲生父亲一无所知，他在伊丽莎白1岁的时候就离开了家，一直到她12岁的时候才见过他一次，“就一分钟”。她的母亲拒绝谈论他，“但无所谓，因为我一点儿也不感兴趣。”她现在的父母都曾在之

> 前的关系中有过一个女儿，伊丽莎白从未见过她们。有那么一瞬间，伊丽莎白的孤独感很明显，但她很快就恢复了常态，并继续讲述她母亲嫁给继父后，情况如何发生了戏剧性的变化。他们从公租房（council flat）搬到了豪华住宅，但周期性的财务危机威胁着这种新局面的稳定。
>
> 她在描述这次从相对贫穷的环境搬迁时，表达了对母亲的不屑。治疗师指出，伊丽莎白谈论她母亲的方式和在描述她自己行为时的方式是类似的，即不安全地执着于金钱的重要性以及各种各样的放纵行为，而这些她反过来又以轻蔑的眼光看待；但她觉得很难接受这种关联。不过，伊丽莎白承认，尽管这些钱不是完全可靠的，但确实为家庭关系提供了某种程度的安全保障，她表示，家庭关系本身就是纯粹用物质来衡量的。
>
> 直到她的治疗师回到服药过量这个问题时，伊丽莎白的盔甲才呈现出进一步的裂痕。当她描述男友在医院见到她并问她出了什么事时，她短暂地哭了，“好像他真的很想知道我的感受。”过了一会儿，她又开始抱怨母亲不能理解她，不给她任何“空间”，也不能处理她自己的孩子气，“有问题的人不是我，是我母亲。”

不太意外地，几天后她母亲打来电话说，伊丽莎白现在“好多了”，不想再来了。她问自己能否代替伊丽莎白进行会谈？在伊丽莎白的允许下，我们在接下来的一周为M太太提供一节会谈，来帮助她思考自己有关女儿的焦虑，以及她作为一个如此陷入麻烦的年轻人的父母的感受。

同样，对于伊丽莎白令人震惊的自毁行为背后隐藏着哪些具体的痛苦，我们只能进行推测。母亲和女儿似乎被困在一种相互投射的关系中：伊丽莎白的大部分焦虑似乎都分裂到了她的母亲身上；反过来，她的母亲可能也在伊丽莎白身上投射了自己敌意的、受损的和破坏性的部分。当然，在评估过程中，这位治疗师有一种感受，她自己称之为“离奇的感受”，某种程度上评估的展开是“由代理人推进的”。“我觉得伊丽莎白很不情愿地把她自己作为一个模板，由此我可以理解她母亲对于有意义的成就感、联系和满足感的巨大需求。但是她自己无法继续下去。”除了贿赂外，让她来这里的原因可能是一种转瞬即逝的希望，希望有人——比如像她的男朋友——能够理解**她的**感受和绝望的程度，这种理解不被他人的看法所污染。然而，当这种移情被诠释后，伊丽莎白却置之不理，继续她的各种怨怼（grievances）。

这两个简短而惨痛的案例，或许会唤起大家在与青少年进行评估工作时的那些痛苦和挫败感，正如前面描述的案例带给了我们鼓舞。这些年轻人都在承受痛苦，也都采取了他们这个年龄段非常典型的防御机制，来抵御对痛苦的体验。乔纳森，一个最认真的少年孤独者，试图用他的智力和哲学逃避面对生活中的悲伤经历对于他真正的意义，以及他不被人知晓或理解的恐惧。伊丽莎白则采取了一种截然不同的处理方式：作为一名疯狂的群体成员，她喝酒、吸毒、狂笑[①]、偷窃，参与各种违法行为，以逃避潜在的痛苦——尽管这种痛苦最终还是在她的自杀企图中表现了出来。通过与她的一次短暂接触，治疗师清晰地意识到她的内心世界是多么贫乏，以及在她的生活中缺少任何安全的养育是多么痛苦。伊丽莎白很可能会担心，如果有一个她**能够**信赖的人来倾听和关心她，她就会陷入依赖的境地。然而，这些青少年中的每一个人都是冒着风险前来倾诉的，尽管中断了评估，但这些相遇仍然可能是有益的。在乔纳森的例子中，事实证明情况确实如此—— 一年后，他自己又转介自己前来诊所。这一次，他更加坚定了自己必须要去面对以前无法承受的事情的决心。

这些案例说明了将评估视为“历程”的概念。在厘清如何最好地帮

---

① 可能是指使用了非法物质，比如笑气。——译者注

助那些因陷入困境而来到诊所的年轻人的艰巨任务中，我们发现这种方法是最有用的。在评估期间，我们将一种思考自己的方式介绍给这些年轻人，但无论用多么善解人意的方式谨慎地进行，他们都可能会觉得太可怕或者太不安而难以维持。但他们也可能会发现，他们可以获得这样一个安全而充满认真思考的地方，在这里他们可以开始理解自己和自己的生活。

（于洁茹 译）

注释

1. 这篇文章的简短版本曾发表为：'Assessing Adolescents: Process or Procedure—The Problems of Thinking about Thinking'. *Psychoanalytic Inquiry*, *19*(2), Hillsdale, New Jersey: The Analytic Press, 1999.

参考文献

Bion, W.R. (1970). The *Dawn of Oblivion*. Strathtay: Clunie Press.

Copley, B. (1993). *The World of Adolescence*. London: Free Association Books.

Waddell, M. (1998a). *Inside Lives: Psychoanalysis and the Growth of the Personality*. London: Duckworth.

—(1998b). 'The Scapegoat'. In R. Anderson & A. Dartington (Eds.), *Facing it Out: Clinical Perspectives in Adolescent Disturbances*. London: Duckworth.

第九章

评估青少年的自伤风险

——精神分析的视角

罗宾·安德森（Robin Anderson）

引言

自伤的风险在青少年期会急剧上升。自杀、自杀尝试以及其他形式的自我伤害在低龄儿童中相对少见，但是一旦进入青少年期，蓄意自伤的比例就会急剧上升。1990 年，英格兰和威尔士 15—19 岁的男性和女性自杀率分别为每百万人中有 57 人和 14 人。这几乎可以肯定是个被低估了的数字，因为这个国家的死因裁判法庭（Coroners’ courts）除了特别确定的案件，通常不愿意做出自杀的判定。即便如此，因意外而造成死亡的死亡率也只是高一点（当然，许多致命的青少年意外事故中可能也有自杀的因素）。目前最让人担忧的是这个年龄段男性自杀率的增高，1980—1990 年增长了 78%。这尤其令人不安，因为青少年期女性和所有其他年龄组的比率都在下降（Flisher，1999）。

每百万人中有 71 个人自杀当然是一个很小的比例，但对于生命来说，即使损失一个也太多了。青少年自杀对他人的影响无论怎么重视都不为过。这种创伤对于家庭其他成员来说是极具伤害性的，他们经常在此后多年依旧承受着痛苦，兄弟姐妹的发展可能会受到严重的干扰，自身也有可能陷入自杀的风险。这也让周围的社区深感不安，特别是在中学和大学校园里，它可能会引发一波又一波的自杀尝试，甚至是实际的自杀行为。当年轻人接受专业人士的帮助时，对他们来说也是非常痛苦的，他们会产生强烈的内疚感和痛苦感，以及能力感的丧失。通常情况下，随后的探究也无济于事，而是可能变为被敌对和指责的态度所支配，而这类态度正是自杀行为的核心，也是自杀行为可能引发的反应。

人们一直争论那些试图自杀的人和自杀身亡的人是不同的人群。然而，看上去并不是这样的，霍顿等人（Hawton et al.，1997）在牛津的一项研究表明，同一时期，自杀身亡的比率增加时，自杀尝试的比率也有相应增长。精神医学文献中关于自杀风险的实证研究得出的结论是，抑郁的年轻人比那些不抑郁的人自杀的风险要高得多，而有过自杀尝试的人会立即认为自己是风险特别高的群体之一。研究结果各不相同，但如果整体青少年男性的自杀风险为 0.006%，那么有过自杀尝试的人在实施行为之后的 12 个月内，再次试图自杀的风险为 1%。换句话说，可能性增加了 1000 倍（Hawton & Fagg，1988），这还是保守的解释。

其他重要的风险因素还包括被霸凌、遭受性侵害，以及对于男性青年来说曾经入狱也是风险因素。自杀的想法和愿望在青少年中很常见，有时是短暂的，没有严重风险的迹象；那些反复想着自杀的人有可能是抑郁的和处于危险之中的。

正如我在本章中将会尝试说明的那样，风险评估包括关注已知的风险因素，然后将这些因素放进整体的脉络来看，其构成要素为：年轻人在评估时的状态、他们的个人生活史以及他们的人格特质。在条件允许的情况下，获得的信息越多，就越有可能找到对年轻人行为的解释。通常我们对于在发生着什么只能获得部分的了解，无论是对他们的内心或是对他们的外部生活及生活史；但是，基于对内在和外在事实的评估而形成的解释越连贯一致，越有说服力，我们就越能采取适当的行动。对患者心智状态的充分了解，对患者和那些承载焦虑和责任的人都有镇静的作用，这也是事实。换句话说，一个好的评估可以降低风险。

将风险置于背景中：青少年期的历程

考虑到青春期的生理、心理和社会变化，青少年比儿童面临更大风险的原因就变得更加清晰。

青少年被迫进入一种瞬息万变的状态。激素诱发了性器官、体形和力量的生理变化。这些变化伴随着强烈的感受，不仅是循环激素（circulating hormones）的直接影响，也包括由于年轻人对自己的感觉的变化而带来的心理平衡的转变。例如，知道自己变得更强壮，并具备怀孕或成为孩子父亲的能力。这些生物学上诱发的发展与婴儿期的感觉强烈地相互作用，致使年轻人对自己和身体的幻想处于一个具有强大影响力的新情境之中。有时这是一种重大的抚慰——例如，女孩的乳房发育和月经可能会证实她终究能够成为一个母亲，有助于她克服受损和不育的抑郁幻想。另外一些时候，可怕的婴儿期幻想和性成熟的结合，也会导致极度的焦虑。那些用强大的全能幻想来防御其无助感的人，当他们的身体能力允许他们实施谋杀幻想时，他们可能会非常害怕。或者他们发现，青少年期的这个新处境伴随着一种过去会不断重复的感觉。

一个 15 岁的女孩在初恋男友抛弃她后割伤了自己。后来她透露，父母的婚姻在她幼年时期就开始恶化，最终在她 4 岁时父亲离开了。事实上，她的父母现在已经和好，婚姻也很幸福。然而，可以清晰地看到，当她的社交发展中出现了一件令人不安但完全正常的事件时，她对父母过去不稳定婚姻的恐惧，以及她认为自己也要负一些责任的信念，导致了她对母亲形成一种灾难性的认同。

青少年期的另一个背景是，发展的推动力是从对父母的依赖状态过渡到与他人的相互依赖——最终转向性伴侣关系以及获得为人父母的能力。当然，会存在许多波动是必然的，但所有这些发展都会使依赖与独立之间的矛盾感受大量激增，其影响巨大。对那些脆弱的人来说，这些矛盾感受可能表现为无法忍受的焦虑，从而导致激烈的防御。

在青少年期中，难以忍受的情感往往伴随着行动。体验感受、处理感受和修通感受的整个过程，通常被活现所取代。女孩在自伤的当下，并不记得父亲离家出走的往事，也不记得母亲的不快乐。但当男友离开她时，她同时活现了施加伤害的父亲和受到伤害的母亲这两个角色。直到后来在评估会谈的情境中，她才有可能运用思考能力来思考她的情感经历，并将过去和现在联系起来。这种基于对未经处理的体验的快速投射性认同作用而发生的活现，在大多数青少年中非常常见；但在那些有风险的人中通常更为极端，并与死亡、毁灭和损伤等议题相关，在其中，内疚感是一个强烈的特征。

因此，青少年自杀并不是一种自我安乐死的行为。它是一种非理性的行为，基于非常原始的想法，即通过结束一个人生命的物理行为来解决心理问题。这可能出于不同的动机：消灭自体中难以忍受的部分；摧毁破坏性的内在客体；逃离迫害者以获得安宁。自杀最不常见的解释，是在经过清楚的考虑后认为死亡真的是最好的出路。

与我工作了几年的一个年轻人，曾经有过多次严重的自杀尝试，有一次他告诉我，他想象自己从窗户跳下去，然后飞走，任凭伤痕累累的身体掉在地上。这不是一种寻常的宗教信仰，而是一种妄想，认为他可以通过将自己分裂成两个部分，来化解他可怕的内在状态。

当我们要评估一个处于风险中的青少年时，首要任务之一就是建构关于他们的故事。他们处在发展的哪个阶段？他们的主要关注点是什么？又是如何处理这些问题的？有时我们能够通过深思熟虑的讨论来获得对此的理解，通常是通过对他们行为的思考；但对任何评估乃至治疗来说核心的，都是探索在进行评估的治疗师和患者之间发展出的关系。专业人士被认为是有帮助的，令人怀疑的，或冷漠的，这在一定程度上表明了年轻人运用帮助的内在能力——即内在父母的质量。这可能与过去、现在以及现实父母有密切关系，但也可能没有。

青少年期的涵容

青少年发展的一部分是重现涵容性父母角色的重要性。所有见诸行动的另一方面——正如我提到的，它们与青少年期更多地使用了投射性认同密切相关——是许多投射的对象是父母本身。这就像是婴儿期状态在青春期这个非常不同的情境下重演（revival）。相似之处是那些与婴儿和青少年关系密切的人所要承受的情感强度。正是受制于这些令人痛苦的投射，使得青少年在教养的各方面上都变得如此困难。留给父母的，一方面是青少年自己不想要的感受、无助感、无能感和恐惧感，另一方面是身为父母需要负起的责任和对青少年的担忧，但却无能为力。然而，正如养育婴儿不可能毫发无伤一样——婴儿需要我们这样——这也是正常青少年发展的一部分，即父母会经常感到担忧和不舒服。这是为什么被安置的孩子的处境会如此艰难的原因之一。不仅是因为他们动荡的过往使他们变得更加脆弱，而是他们也往往被剥夺了接受父母性角色养育的经验，而父母性人物感到有特殊义务在这些方面帮助他们。

当对青少年进行评估时，专业人员经常发现自己会以父母性角色接受这些投射。这是不舒服的，有时会令人气馁，但这样的体验也提供了非常多有用的信息，使我们能够了解正在发生的事情。

在正常的青少年期，他们在两者间摆荡，一方面需要把父母作为暂时的投射接收者，另一方面能够涵容自己的焦虑并变得更加独立。成熟，涉及年轻人要逐渐接管这些功能。这是一个调节过程，它使得人格中较为混乱的部分得到管理，从而不会对自身以及周围的人造成太大危险。比昂经常将其比喻为解毒。对青少年来说，当他们人格中较具破坏性和紊乱失调的部分获得掌控权时，可能会让他们处于有自伤风险的心智状态。如果有一种被内化了的能力来管理自体的这些部分，这种能力或者能够控制和抗衡这种破坏性，或者知道什么时候需要外在的帮助，比如父母或朋友的，那么即使是相当危险的状态也能够应对。

因此，在评估自伤行为后的自杀风险时，一个至关重要的问题是评估患者是否有照顾和帮助自己的能力。是否有证据表明他们有一个好的内在客体，并希望向其求助？如果一个年轻人服用了过量的药物，他们接下来会做什么？他们只是躺到床上，暗示他们放弃了自己，陷入谋杀自我的处境；或是会告诉某个可能会带他们去医院的人，表明有一个内在父母的存在，尽管暂时沉默，但是依旧能够关心他们并确保他们获得帮助。

在任何评估中，剖析其内在涵容能力的质量都是至关重要的。这一点可以通过探索年轻人与自己以及与他人的关系质量来实现。他们对自己的行为表现出多大程度的关注甚至兴趣？他们是否认为自己是让人担心的？他们是否有能力审视自我——看清自己的困境？也许这样的想法是存在的，但更多是以一种投射的形式存在。例如，他们可能会抱怨："我母亲（或我男朋友）一直问我是否还好。"在这种责任被投射的情况下风险是更大的，因为这更多是对别人的期望；但通常也存在非常谨慎的无意识的选择——选择一个有帮助的客体，或者深知父母会承载这些焦虑。选择一个会照顾他们的客体，还是选择一个没有帮助或不做响应的客体（有时是在重复婴儿时的情境），评估这种选择客体的能力至关重要。

一名接受治疗的年轻女性有无法控制的见诸行动和自杀倾向，她在治疗休假前对治疗师说，她之前开着车和男友一起，她故意把车冲向一辆迎面驶来的卡车。男友当时紧抓方向盘，终于把车开到安全的地方。治疗师自然非常担心，并在与督导讨论这个问题的过程中尝试衡量其中的风险。从表面上看，这种行为表明这名年轻女性处于极度危险的心智状态中，似乎有杀死自己和男友的风险。她过去的经历包括许多自我毁灭的行为，有时就是字面意义上的自杀，比如服用过量药物；有时则是具有象征性的自杀行为，比如多次被学校开除，毁掉自己的学业（她非常聪明）。相较于当下的外在生活，在更大程度上她似乎更被内在所困顿。她与充满诱惑和破坏性的父亲共谋，结成同盟共同对抗那个被诋毁的、软弱的母亲。近期的这个事件是在治疗工作进展得不错的背景下发生的，她有一个坚忍的、本质上很好的男友，一点儿也不像她的父亲。治疗师的反移情非常强烈，她很熟悉这个患者施加给她的情绪压力。

在权衡风险时，关键的问题似乎是：这种行为是否既在表达一种危险的心理状态，同时也在暗示，她的内化表征中存在着一部分是由可以将她带出危险道路的男友所代表的？这种行为可以被视为既是与治疗师的一种沟通，也是对治疗师的一种攻击？一个重要的考量是，她是如何在治疗过程中把这些材料传递给治疗师的：以切断联结的方式还是以胜利者的姿态？如果是后者，这就支持了一种观点：她更像是在操纵某些残忍而具有破坏性的东西，希望能像吓到她男友那样吓到她的治疗师。另外，在她的语气中是否更多的是绝望和焦虑？这表明一种更为内化的洞察，即能够意识到自己的危险状态，并希望得到帮助。

治疗师做出的判断是，虽然难以确定，但是患者把足够多的危险状态带到她这里寻求帮助，而且患者确实也被自己所做的事情震惊了。这让治疗师觉得自己可以等待，并继续评估患者在治疗休假前是否能够走出危机。权衡这种等待是否有益，或者治疗师只是在回避采取行动的必要性而使患者处于危险之中，这始终是一个重要而艰难的决定。幸运的是，在这个案例中，等待确实被证明是正确的，患者告知了危险，并感觉自己被倾听了，平安度过了假期，没有进一步的自杀行为。

利普塞奇（Lipsedge）在《英国医学杂志》（*British Medical Journal*, BMJ）上发表的一篇临床风险管理的文章中，指出了过度依赖横断式（cross-sectional）评估而较少关注纵贯式[①]（longitudinal）评估的危险性。他强调对患者的行为发展出一种历史意识（a sense of history）以及准备

① 横断式是指聚焦在一个时间点，纵贯式则是指跨越不同的时间点。——译者注

好反复评估的重要性（Lipsedge，1995）。

这个案例的特点之一是治疗师的反移情非常活跃。她充满了焦虑，而我们可以看到患者在动员她的客体并向其注入投射，这些投射由此也找到了它们的目标。这并不意味着没有自杀的风险，但它确实意味着既在外在层面上——患者与她的客体（包括她的治疗师）之间，同时也在内在层面上——患者自身的不同部分之间，都发生着一种积极的关系，例如，男友代表了她更负责任的养育性（parenting）的那一面。

这位女性清晰地展现了一种能力，即进入一段关系的能力。在这种关系中涵容可以发生；在这种关系中，寻找一个客体进行投射并引起回应，是可能的。

那些最令人担忧和最危险的年轻人，正是这种能力明显受损的人。许多这样的年轻人接触不到专业人员，那些未曾寻求帮助就自杀的人可能就属于这一类。并不令人意外，当这些人来到我们面前时，我们很难对他们进行评估，他们可能也不知道自己处于风险之中。我们从他们难以预测的危险行为的过往史中得到一些线索，这些行为或者没有伴随悲痛，或者至少是我们无法触及他们自身悲痛的部分。这些年轻人往往有被剥夺的个人生活史，以及混乱的早期关系，可能包括性侵害。我们在评估中遇到的这些人可能觉得非常难以信任别人，因此我们非常难以邀请他们参与进入合作性的对话。这种关系质量导致了一种非常困难的反移情，因为我们不能使用惯常的感受性来做指引，以了解年轻人所在的位置。这可能表明他们应对的方式不包括“被照顾”的概念，而是基于一种较为无情和全能的关系类型。这种关系通常看起来像是承诺会照顾他们，但实际上相当具有扼杀性，特别是如果存在着任何对其不忠诚的问题的时候。

宝拉，一个 14 岁的女孩，被她的医生转介过来。一年前她有严重的自杀企图，几个月后她喝了一整瓶伏特加并因此住进了医院。她中断了在另一个机构的治疗，并拒绝父母一起参与会谈。事实上，她不希望父母知道她被转介到我们这里。

要求不让父母知道转介的情况并不少见，除了知情同意的法律问题外，这也会引发诊断问题。为什么这个年轻人要求把她的父母排除在外？这是与父母关系受损的迹象，但这意味着什么呢？这是一种否认需要父母的愿望；还是出于某些合理的理由，是表明父母不值得被信任的一种迹象？当然，问题是通常在这个阶段我们还不知道答案，因而更重要的考量必须是如何让年轻人参与互动，以使评估和可能的治疗得以进行。我们从医生那里了解到，父母非常担心宝拉但又感到很无助，我们决定按照宝拉的意愿单独见她，但也坚持要让她的父母知道转介给我们的事情。我们计划在与宝拉商定后便约见父母。我们知道宝拉的姐姐三年前因为“意外的”服药过量去世，而随后宝拉自己的行为举止就表现得很疯狂，失去了控制，这让她的父母很害怕但无能为力。

她的治疗师对她的第一次评估报告如下。

> 宝拉是个身材娇小的漂亮女孩，头发漂染过，这使她看起来比实际年龄既年轻又年长。在会谈的大部分时间里，她都愿意回答问题，但很少提供关于自己的信息。她迅速地退缩，好像置身于雾中，还经常打呵欠，仿佛觉得完全没有必要掩饰自己感到无聊。她不记得第一次服药过量时的感觉，甚至不记得为什么，只记得当她被送到急诊室的时候，医生说如果她晚来半小时，可能就会死，这让她很惊讶。她服用了近 70 片扑热息痛药片。听她无动于衷地谈论自己的自杀尝试，令人感到毛骨悚然。

她对治疗师和对自己危险行为的疏离令人印象深刻。治疗师发现，在会谈过程中，她必须努力让自己保持担忧和适度的焦虑，而不是陷入一种似乎是对绝望的防御——以隔绝和冷漠的形式表现出来。当治疗师能捕捉到这个女孩的悲痛感（当然与她姐姐的死亡有关，但在这个阶段没有空间谈论这个内容），就会出现一些时刻，宝拉变得更有生机。然而，在治疗师的四次评估会谈过程中，有一周的休假安排。就在那一周，宝拉再次服药过量被送进了医院。

在她服药过量的背后，很大可能是感觉被治疗师抛弃了。但并不意外的是，宝拉从来没有传达过任何对治疗师依恋的迹象，当她服药过量时头脑中也没有任何想法。把这些内容拼凑起来，我们可以逐渐勾勒出一幅工作历程的样貌，从而对宝拉的行动有所理解。宝拉似乎完全通过她的行动来“思考”和交流——她只能通过服用过量的药物来表达抑郁和绝望，让别人（不是她自己）了解一些她当时的想法。我们猜想，姐姐的去世对宝拉和她的父母都产生了深远的影响，但宝拉没能哀悼她，而是陷入了躁狂性的认同。对于她无助的父母和周围的人来说，这种绝望显而易见。她把那种眼睁睁看着别人疯狂地、危险地破坏自己生活的无助感，强加给他们。由此我们可以推测出她失去姐姐的痛苦。但与此同时，这不仅仅一种是沟通，也是一种非常危险的认同，她可能会最终失去自己的生命，而她的父母会失去另一个孩子。

这个暂时性的假设，可以为思考如何完成评估以及形成治疗方案提供依据。如此危险的扰动，包括危险的见诸行动的风险，显然需要住院治疗，但宝拉坚决反对。在紧急情况下，强制入院当然有其用武之地，但在宝拉的自杀行为持续、不时发生的情况下，这似乎也不是解决办法。此外，她喜欢她的学校，似乎在那里得到了很好的支持。因此我们最后制订了一个计划，即她每周与一位心理治疗师会面，每三周约见一位精神科医生。后者将评估她的精神状态，并监督她的抗抑郁药物治疗。她的母亲掌管这些药物，父母也定期接受会谈。

在这种结构下，尽管又有一次情节不那么严重的自杀事件，但宝拉逐渐能够利用她的治疗，并且以一种更寻常的方式来更清晰地意识到自己的困扰和抑郁。她能够变得更加开放，并谈论所有派对背后的悲伤情绪，包括透露出她曾经未能妥善保护自己，因此遭遇过性侵害。她的危险行为减少了，尽管 9 个月后她中断了治疗，但危险状态有所减轻，并愿意继续约见她的精神科医生。直到治疗快要结束时，她才能够倾诉失去姐姐的悲痛。

在评估中可能出现其他类型的受损的“涵容者－被涵容者”关系。个人史中有过更为倒错或虐待经历的年轻人，往往曾在很长时间内被他人（比如他们的父母）当作投射不想要之感受的接收者。在暴力环境下，这似乎特别具有致病性（pathogenic）。这样的关系损害了自我照顾能力的发展，并在青少年期表现为与他人关系的受损、虐待性的同伴关系，以及无法运用专业帮助。那种被理解的体验通常不会带来缓解，因为这会产生巨大的冲突。因此，评估这类患者和制定适当的治疗方案都非常困难。然而，这些情况越能正确地被理解，就越有可能找到与年轻人接触的方法，或帮助到那些正在努力帮助他们的人。

一种整合的评估

以一种允许出现心理动力学特征的方式所实施的评估，需要以相对非结构化的方式进行。因此，用于实证研究项目的结构化访谈和清单，可能与心理动力学取向的方法相冲突。如果评估中过多的是在向患者提问题而非倾听他们，很可能就无法“听到”他们所表达的内容背后的细微之处；例如，宝拉对关于自己的事情保持缄默，或是那位年轻女性试图杀死自己和男友的行为。照着问题清单发问，可能被用作一种反移情焦虑见诸行动的手段。相较于保持无助或担忧的感觉，提出一系列问题，可以单纯地作为一种不承受焦虑的方式，但同时也无法适当地处理这份焦虑，以达到对患者更全面的理解并让他们感觉到自己被更深刻地倾听了。

另外，为了避免较为积极地参与充满了患者回避行为的评估，专业人士可能会与患者共谋，不去说出真正的风险——患者可能已经说服身边的人都这么做。谨慎地使用标准化的问卷，比如《青少年自我报告表》（Youth Self Report Form，Achenbach，1991）；或者对于年龄较大的青少年，《贝克无助感量表》（Beck Hopelessness Scale，Beck & Steer，1988）在评估中也有一席之地，并对审查和研究很有价值。

只要治疗师觉察到问或不问在动力学上的重要意义，在评估中使用（标准化）问题就成为一种合理的、基于现实的工具，可以极大地提高风险评估的质量——准确程度。

因此，在脑中存有一份风险因素清单是很有帮助的，在适当的时候它们可以转化为问题或一系列询问的线索。如果治疗师不能感到可以很确定地判断是否存在显著的自杀风险，对任何年轻患者的评估都不应该被认为是完整的。

以下是一份可以记在脑中的风险因素列表：

1. 在谈话或写作中呈现出对死亡主题的执念；
2. 表达出自杀的想法或自杀的威胁；
3. 有过实际的自杀威胁或姿态，即使在遥远的过去；
4. 长时间的抑郁，伴有无助感或绝望感；
5. 抑郁症的身体症状，例如：睡眠模式的改变，睡眠过多或过少，或体重和饮食习惯突然剧烈地改变；
6. 退缩并远离家人和朋友；
7. 学习成绩下降，表现为学科分数降低、逃课或辍学；
8. 严重或长期被霸凌史；
9. 持续滥用药物或酒精；
10. 主要的人格和行为变化，表现为过度焦虑、紧张、暴怒、冷漠，或者对个人外表或异性缺乏兴趣；

11. 近期因为死亡或自杀而失去亲近的关系，或是校园中有人自杀；
12. 做身后事安排，起草遗嘱，或送出有价值的所有物；
13. 先前曾有自杀尝试；
14. 长时间抑郁后，突然出现无法解释的欣快感或投入的活动——自杀的决定可能被感觉为放弃令人痛苦的冲突，而因此实际上减轻了抑郁；
15. 精神病性障碍的发展——精神分裂症与自杀风险的显著增加有关。

参见《自杀的风险因素》（*Risk Factors for Suicide*）——附录。这是匹兹堡大学医学中心所使用的。除了枪支很幸运在这个国家不常见，其他内容都适用。

对谁进行评估

类似的原则可以指导治疗师决定谁应该来接受会谈，以及如何搭配各种治疗组合。至关重要的是要建立一种环境，让年轻人感觉到被倾听；让动力变得可见；让年轻人生活中的其他重要相关人员（如父母或社工）能够被倾听并适当地参与进来，他们可以做出重要的贡献。利普塞奇在皇家精神科医学院的报告中强调了良好沟通的重要性（Lipsedge, 1995）。

无论如何，重要的是既不能失去年轻人的信任，也不能失去检视移情和反移情状态的可能性。在专业人士单枪匹马工作的地方，需要在帮助年轻人和给其他涉及其中的成年人提供空间之间做出最佳的折中。当有可能拥有一个甚至两个团队时，这些任务可以被分配。无论使用何种方法，保密性都是重要的问题。年轻人必须感到保密性会得到尊重，但不是达到允许共谋的程度——向父母或其他代行父母职责的人（loco parentis）隐瞒自杀计划。

结语

对风险的评估毕竟还是难以精确的。它应该尽可能地确定风险是什么。然而，必须理解的是，风险评估本身也是一种治疗性干预。如果执行得好，这将使年轻人和那些关心他们的人都感到更好地被理解，从而减少风险。这是一段与年轻人和他们所处的能够涵容焦虑的系统的关系。但在当今诉讼增多，在实践中设防的压力越来越大的情况下，这种原本具有价值的干预，可能会沦为一种强迫性的作业，并被焦虑所驱使。处于风险评估中心的专业人士承担着责任，并且如果他们没有按照合格的标准开展工作，他们自己也可能面临风险；但是也需要坚定地抵抗住不去容忍以及与某些风险共处的压力。以心理治疗理念为指导的风险评估方法，不仅可以为减少自杀风险做出真正的贡献，而且还可以减轻许多年轻人及其家人的痛苦。

附录　自杀的风险因素

行为

1. 写作和谈论死亡的青少年可能会有自杀倾向。
2. 有自杀倾向的青少年可能会把首饰、衣服、唱片、乐器或音响等贵重物品送人。
3. 一些有自杀倾向的青少年可能会写遗嘱、自杀遗书或者“告别”信。

4. 近 80% 有自我毁灭感的青少年会告诉别人（比如朋友、老师）。

曾经的自杀尝试

1. 在一年之内，每十个试图自杀的青少年中就有一个会再次尝试自杀。
2. 约 25% 有自杀倾向的青少年曾经有过自杀尝试。
3. 已被辨识出有自杀倾向的学生应在剩余学年接受追踪。
   ——检查课程出席状况。
   ——关注学业成绩。
   ——观察任何与自杀有关的行为迹象。

药物和酒精滥用

1. 药物和酒精滥用似乎与青少年自杀行为的增加有关。
2. 一些青少年使用酒精来应对抑郁。
3. 酗酒和使用枪支自杀之间似乎存在着某种关联。
4. 酒精对自杀行为起去抑制的作用。

方法

1. 在美国，枪支是完成自杀的主要方式。
2. 枪支的可获得性似乎会影响自杀率。
3. 必须使有自杀风险的青少年无法接触到枪支。
4. 完成自杀的主要方式有：枪支、上吊、一氧化碳中毒和服药过量。

暴露性因素

1. 研究支持与青少年自杀行为相关的示范性传播因素。
2. 接触同学自杀事件，可能会促使其他学生做出自杀行为。
3. 接触有关自杀的电视节目和新闻故事，可能会促使青少年产生自杀行为。
4. 家族中曾有亲戚自杀。

家庭问题

1. 研究表明，家庭问题是青少年尝试自杀的主要原因。
2. 长期的家庭不稳定性与自杀的想法或行为之间似乎存在相关性。
3. 家族的自杀史。

纪律处分

1. 悬而未决的纪律处分危机会导致自杀行为。
2. 不良行为发生后，应尽快给予纪律处分。
3. 有效的纪律应包括：
   ——识别出不可接受的行为；
   ——开始惩罚；
   ——描述如何避免未来的问题；
   ——确保学生理解；
   ——给予学生希望。

（于洁茹　译）

参考文献

Achenbach, T.M. (1991). *Manual for the Youth Self Report Form and 1991 Profile*. Burlington, Vermont: Department of Psychiatry, University of Vermont.

Beck, A.T. & Steer, R.A. (1987). *Beck Hopelessness Scale*. San Antonio Tx: Psychological Corporation.

Flisher, A. (1999). 'Annotation: Mood disorder in suicidal children and adolescents: recent developments'. *J. Child Psychol. Psychiat.*, Vol 40, No.3, pp. 315-324.

Hawton, K. & Fagg, J. (1988). 'Suicide and Other Causes of Death Following Attempted Suicide'. *British Journal of Psychiatry*, 18,405-418.

Hawton, K., Fagg, J., Simkin, S., Bale, E. & Bond, A. (1997). 'Trends in deliberate self-harm in Oxford 1985—1995. Implications for clinical services and the prevention of suicide'. *British Journal of Psychiatry*, 171, 556-560.

Lipsedge, M.(1995). 'Clinical Risk Management in Psychiatry'. In C. Vincent (Ed.), *Clinical Risk Management*. BMJ Publishing Group.